看護学生のミカタ

町田先生の

解剖生理学 TV

Learn with videos

スキマ時間で学ぶ21本の講義動画

町田志樹 著

神経編

医歯薬出版株式会社

This book is originally published in Japanese
under the title of :

KANGO GAKUSEI NO MIKATA MACHIDA SENSEI NO
KAIBOSEIRIGAKU TV SHINKEIHEN
(Machida's TV Course of Anatomy and Physiology
for Nursing Students : Neurology Edition)

MACHIDA, Shiki
Medical Education Center, Faculty of Health Sciences,
Ryotokuji University

ISHIYAKU PUBLISHERS, INC.
7-10, Honkomagome 1 chome, Bunkyo-ku,
Tokyo 113-8612, Japan

はじめに

皆さん，はじめまして！　医学博士の町《まち》田《だ》志《し》樹《き》です．このたびは「看護学生のミカタ 町田先生の解剖生理学TV 神経編」をご購入いただき，誠にありがとうございます．講義を始める前に，簡単に自己紹介と本書の使い方を説明します．

町田先生　自己紹介

現在，私は大学にて看護学科をはじめ，複数の学科で解剖学などの講義を担当しています．皆さん，解剖生理学はお好きですか？　そう聞くとどうしても「覚えることが多い」，「内容が難しい」などといった理由から「NO」と答える方が多いです．私はそんな解剖生理学を「正しく・楽しく・分かりやすく伝える」ことをいつも心がけ，講義に臨んでいます．また，これまでに解剖学・生理学関連の書籍を9冊出版し，医療職従事者に対する講習会は北海道から沖縄まで，合計で200回以上担当しています．本書ではこれまでの私のノウハウを総動員し，苦手な人が多く，また国家試験でも最も多く出題されている「神経」をテーマに講義をさせていただきます．

解剖生理学の勉強のポイント

普段，看護学生から受ける相談内容の圧倒的1位が「勉強法」についてです．ということで，まず多くの方が悩む解剖生理学の勉強法について説明したいと思います．私は勉強というものは，トレーニングと同じだと考えています．効率よくトレーニングを行うためには，正しい運動を何度も反復して行う必要があります（部活経験者は，基礎練習を思い出してください）．その際に間違った運動の方法で行ったり，反復する数が少なかったりすれば，効果は出ませんよね？　ぜひ，皆さんには本書を1度ではなく，何度も利用していただきたいです．効率のよい学習を行い，看護師国家試験合格を目指しましょう！

本書の特徴と使い方

本書の最大の特徴は，私の講義動画を，どこでも何回でも視聴できる点です．また，看護師国家試験問題を切り口に，皆さんが覚えなくてはいけない最低限の知識をまとめ，さらに関連する疾患まで理解できる内容となっています．本書を使う流れは，以下がオススメです．

①初めて読む章はテキストを手元に置き，本文も読みながら視聴する．

↓

②ある程度，内容を理解したら，テキストなしで視聴する．
（電車での通学中などもOK）

↓

③テキストの重要用語を中心に，理解しているかセルフチェック
（同級生と問題を出し合うのも有用）

私は学習に，もっとスマホを活用するべきだと思っています．ぜひ，自宅・学校・電車移動のスキマ時間を活用し，解剖生理学の知識を身に付けていきましょう！　もし本書についての質問やご意見などがあれば，いつでもどうぞ

2023年7月

町田志樹

Instagram
@shikimachida

Twitter
@shiki_machida

本書に付属する動画の視聴方法について

以下のURLまたはQRコードからウェブページにアクセスのうえ，画面上に表示された指示に従って，認証手続きを済ませてください．認証完了後，動画再生用のページが表示されますので，該当項目をクリック/タップして動画をご視聴ください．

https://www.ishiyaku.co.jp/ebooks/237740/

[動作環境]

Windows 10以上のMicrosoft Edge，Google Chrome最新版
macOS 11以上のSafari最新版
Android 9.0以上のGoogle Chrome最新版
iOS/iPadOS 14以上のSafari最新版
※フィーチャーフォン（ガラケー）には対応しておりません．

◆注意事項

- お客様がご負担になる通信料金について十分にご理解のうえご利用をお願いします．
- 本コンテンツを無断で複製・公に上映・公衆送信（送信可能化を含む）・翻訳・翻案することは法律により禁止されています．
- 図書館およびそれに準ずる施設において，本書を館外へ貸し出しする際には，動画にアクセスするためのURLおよびQRコードを提供しないようにしてください．

◆お問い合わせ先

以下のページからお問い合わせをお願いします．
https://www.ishiyaku.co.jp/ebooks/inquiry/
※お電話でのお問い合わせには対応しておりません．ご了承ください．

目　次

装丁・本文デザイン／安食正之（北路社）
図版・イラスト／卯坂亮子

中枢神経の基本構造

第１講，中枢神経の基本構造です．

では国家試験の問題を見てみましょう．第95回（2005年度）の問題です．

第95回（2005年度）午後・第5問

問．中枢神経系で正しいのはどれか。

1．大脳の表面は白質と黒質とからなる。
2．小脳の下端に下垂体が位置する。
3．脳幹は延髄と脊髄とからなる。
4．間脳は視床と視床下部とからなる。

とありますが，これは4番の「間脳は視床と視床下部とからなる」が正解となります．

中枢神経と末梢神経

まず，神経系の区分を見てみましょう（**図1-1**）．中枢神経《ちゅうすうしんけい》と呼ばれるものは脳《のう》，そして脳からまっすぐ伸びる脊髄《せきずい》からなります．

そして，末梢神経《まっしょうしんけい》はこの中枢神経から，その名のとおり末梢に向かって伸びる神経です．このうち，脊髄から末梢に伸びる神経は脊髄神経《せきずいしんけい》と呼ばれます．一方で，脳から末梢に伸びる神経は脳神経《のうしんけい》というのです．

ポイントとして，脳神経というと，中枢神経かな，というふうに間違えてしまう学生さんが意外に多いのですが，脳神経は末梢神経です．しっかりと

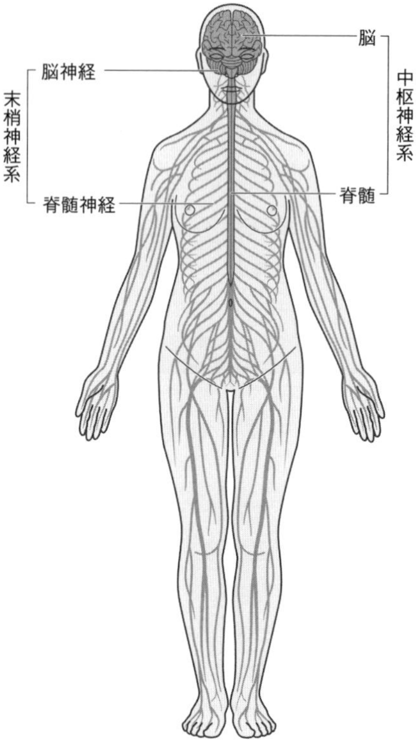

図1-1　中枢神経の全体像

押さえてください．

中枢神経の組織と灰白質・白質

　次に，中枢神経の組織について説明します．中枢神経の組織は，灰白質《かいはくしつ》と白質《はくしつ》からなります．読み方に気をつけてくださいね．「はいはくしつ」ではありません．「かいはくしつ」と読みます．この灰白質はニューロンの細胞体が多く集まる部位です．そして，白質はニューロンの神経線維が多く集

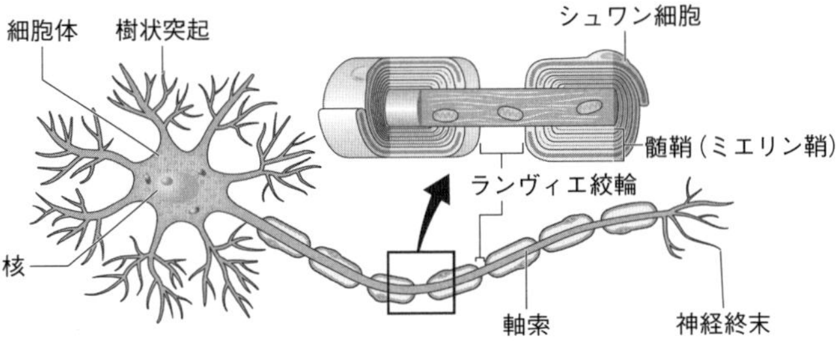

図1-2 神経細胞（ニューロン）の構造

まった部位です．

では，この神経線維とはそもそもニューロンのどの部位なのでしょうか．**図1-2**に示すのが，いわゆるニューロン，つまり神経細胞です．そして，神経細胞の一端にあり，核を有している部分が細胞体《さいぼうたい》と呼ばれています．先ほどの灰白質は，この細胞体が多く集まった部分です．ですから，情報を受け取ったり，統合したりといった役割を主に担《にな》っています．そしてこの神経線維には，もうひとつ別名があります．それが軸索《じくさく》です．たぶんこの軸索のほうが馴《な》染《じ》みがあるかなと思うのですが，この軸索が多く集まっている部分，これが白質に相当します．ですから1番の選択肢のように「大脳の表面は白質と黒質とからなる」のではなく，白質と「灰白質」からなるわけです．

ちなみに黒質《こくしつ》とはどこにある部位なのでしょうか．中脳《ちゅうのう》の大脳脚《だいのうきゃく》と呼ばれる部分のちょうど根本のあたり，ここに黒質という部分があります（第14講**図14-1**参照）．ですから，黒質というのは中脳の一部です．これも大事なので押さえておきましょう．

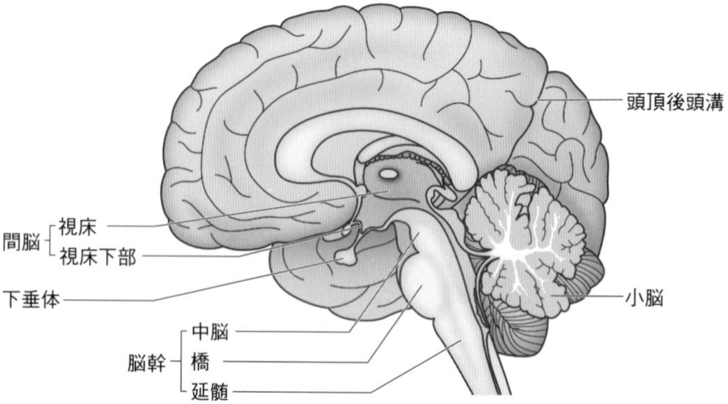

図1-3 間脳と脳幹

間脳と脳幹

続いて，脳の全体像を見てみましょう．**図1-3**は脳を正中から2つに割って内側から見た図ですが，中央やや下に間脳《かんのう》，そして間脳の下方には脳幹《のうかん》があります．これらは名前の響きが少し似ていますが，まったく別の構造物です．「あいだの脳」と書いて間脳．間脳は視床《ししょう》と視床下部《ししょうかぶ》からなります．そして脳幹は上から順番に中脳《ちゅうのう》，橋《きょう》，延髄《えんずい》と続いています．この順番もとても大事だから覚えてくださいね．脳幹は上から中脳，橋，延髄です．

そしてその後方に小脳があります．今回の設問では2番の選択肢に「小脳の下端に下垂体が位置する」とありましたが，下垂体は**図1-3**の中央やや下の部分，視床下部の下端に位置しています．ですから，正しくは小脳ではなく，「視床下部」の下端に下垂体が位置する，だったわけです．

また3番の選択肢には「脳幹は延髄と脊髄とからなる」とありましたが，先ほど述べたように，脳幹は上から順番に中脳，橋，延髄です．本当にこの順番が大事．中脳，橋，延髄ですよ．

そして脳幹の上に乗っかっているのが間脳です．間脳は視床と視床下部からなります．ちなみに，両手を出していただいて，手をぎゅっと猫の手みたいにしてみてください．そして左右の猫の手と猫の手を合わせると，その形がちょうど間脳に非常によく似ているんです．そしてちなみにそれぞれの手は視床に相当します．視床と視床が合わさって，間脳ができているのです．ちなみに視床の下のほうの部分，これが視床下部になるわけですね．さらに，この猫の手と猫の手を合わせると真ん中に空洞ができますが，ここが第《だい》三脳室《さんのうしつ》に相当します．

そしてその後上方に，松果体《しょうかたい》といって，メラトニンという非常に重要なホルモンを分泌する部分が位置しています(p118参照)．

次は，第97回(2007年度)の問題です．

第97回(2007年度) 午後・第6問　必修

問．脊髄で正しいのはどれか。

1．小脳に連なる。
2．脊柱管内にある。
3．2層の膜で保護されている。
4．第10胸椎の高さで終わる。

とありますが，これは2番の「脊柱管《せきちゅうかん》内にある」が正解となります．

1番の選択肢に「小脳に連《つら》なる」とありますが，実際には脊髄は延髄《えんずい》から連なっています．先ほども説明したとおり，脳幹は上から順番に中脳，橋，延髄という順番で位置しています．ですから最も下端が延髄で，そこから下に伸びるものが脊髄です．

そして，3番の選択肢に「2層の膜で保護されている」とありますが，脊髄は3層の膜で保護されています(第2講**図2-1**参照)．外側から順番に硬膜，クモ膜，軟膜の順です．この3層の膜は「髄膜」とも呼ばれていますので，この名称もしっかりと覚えておきましょう．

4番の選択肢に「第10胸椎の高さで終わる」とありますが脊髄はもう少し長く，第1〜2腰椎の高さまで続いています．この部位は脊髄円錐《せきずいえんすい》と呼ばれています．

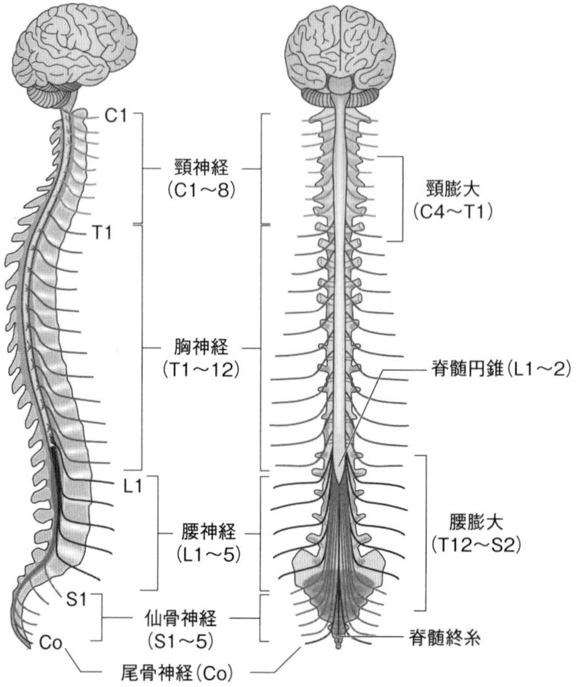

図1-4 脊髄

脊髄円錐，頸膨大と腰膨大

脊髄円錐の部分は，ちょうど円錐状の形態をしています(**図1-4**)．ここが第1〜2腰椎となるわけですね．ここから末梢に向かって細い神経である「脊《せき》髄終糸《ずいしゅうし》」と，あとはちょうど馬の尻尾のような束になっている「馬尾神経《ばびしんけい》」という名称の神経が伸びています．ここで，脊髄のポイントをまとめておきましょう．1点目は，脊髄円錐です．先ほど述べた脊髄の下端ですね．高さは第1〜2腰椎である点もあわせて押さえてください．そして2点目は，頸膨《けいぼう》大《だい》・腰膨大《ようぼうだい》です．脊髄は上端から下端まで同じ太さではありません．頸部の領域からは上肢の神経が伸び，そして腰部の領域からは下肢の神経が伸びています．その上肢・下肢の神経に対応し，頸部と腰部の領域は太くなってい

表1-1 脊髄神経の部位と本数

頸髄：頸神経 Cervical nerve	第1～8頸神経
胸髄：胸神経 Thoracic nerve	第1～12胸神経
腰髄：腰神経 Lumbar nerve	第1～5腰神経
仙髄：仙骨神経 Sacral nerve	第1～5仙骨神経
尾髄 Coccygeal nerve	1対

ます．ですから，それぞれの部位は「頸膨大」「腰膨大」と呼ばれています．胸の領域から四肢は生えていませんよね．くれぐれも「胸膨大」は存在しませんので，しっかり覚えてください．

最後に，脊髄から末梢へ伸びる脊髄神経の部位ごとの本数と名称を押さえておきましょう（**表1-1**）．頸髄《けいずい》からは頸神経《けいしんけい》が伸びています．英語ではCervical nerveといいますので，この頭文字をとって「C」と呼ばれます．第1～8の8本の頸神経が存在します．ですから，C1，C8，こういった表現で呼ばれます．胸髄《きょうずい》から伸びるのは胸神経《きょうしんけい》です．同じく英語ではThoracic nerveなので「T」と呼ばれます．これは第1～12胸神経の12本が存在します．腰髄《ようずい》からは腰神経《ようしんけい》が伸びています．英語ではLumbar nerveですので「L」と表現され，第1～5腰神経の5本が存在します．そして仙髄《せんずい》から伸びるのは仙骨神経《せんこつしんけい》で，英語でSacral nerveなので「S」と表現され，第1～5仙骨神経の5本が存在します．そして最後に尾髄《びずい》からは英語でCoccygeal nerveという神経ですが，略称を「C」とすると頸神経と同じになってしまいますので「Co《シーオー》」と呼び，1対が存在します．

脊髄神経の本数は基本的に各椎骨の数と対応していますが，特に気をつけてほしいのは，頸神経ですね．頸椎，つまり頸部の骨は7つですが，頸神経は8本存在しています．第1頸神経は第1頸椎と頭蓋骨の間を通るので，1本数が多いという点がポイントです．

こういった点が非常に重要ですので，しっかりと押さえておきましょう．

髄膜とクモ膜下出血

では，第2講，髄膜とクモ膜下出血．疾患問題ですね．さっそく国家試験の設問を見てみましょう．第93回（2003年度）の問題です．

第93回（2003年度）午後・第3問　必修

問．中枢神経系を保護する組織で正しいのはどれか。

1．髄膜は外側から硬膜、軟膜、くも膜である。
2．軟膜下は脳脊髄液で満たされている。
3．脳脊髄液は脳室の脈絡叢から分泌される。
4．脳脊髄液はリンパ管に吸収される。

これは，3番の「脳脊髄液は脳室の脈絡叢《みゃくらくそう》から分泌される」が正解となります．

ちなみに，問題文にある「中枢神経系を保護する組織」，これ自体が髄膜《ずいまく》を示しています．では，髄膜の構造を見てみましょう．

髄膜の構造

髄膜は，外側からの順番が非常に重要です．外側から順番に硬膜《こうまく》，クモ膜《まく》，軟膜《なんまく》という三層構造になっています（**図2-1**）．ですので，「髄膜は外側から硬膜，軟膜，クモ膜」という選択肢は誤りで，硬膜，クモ膜，軟膜の順番となっています．

そしてこのクモ膜の下にはクモ膜下腔《まくかくう》という空洞があります．ここは脳脊《のうせき》

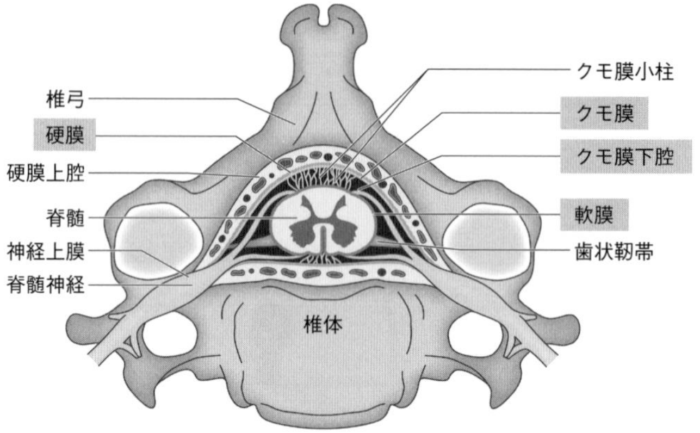

図2-1 髄膜の3層

髄液《ずいえき》という液体に満たされ，また**図2-3**（後出）からわかるように，動脈や静脈といった脈管が走向しています．つまり脳は，クモ膜下腔の脳脊髄液の中に浮かんだような状態にあるわけです．ちなみにこの脳脊髄液の容量は，正常の成人で大体100〜160 mL程度だと言われています．ですので「軟膜下は脳脊髄液で満たされている」という選択肢は誤りで，クモ膜下腔が脳脊髄液によって満たされています．

脳脊髄液の産生と吸収

続きましてこの脳脊髄液は，常に新しいものが産生され古いものが吸収されています．作られる部分はこの側脳室《そくのうしつ》・第三脳室《だいさんのうしつ》にある —— 読み方に気をつけてくださいね —— 脈絡叢《みゃくらくそう》と呼ばれる部分です（**図2-2**①）．そこで作られた脳脊髄液が，下行して第四脳室《だいよんのうしつ》の外側口《がいそくこう》（マジャンディー孔《こう》）と正中《せいちゅう》口《こう》（ルシュカ孔《こう》）を介してクモ膜下腔へと流れ込んでいきます．また脳脊髄液の一部は脊髄の中心をまっすぐ下行していきます（**図2-2**②）．そしてクモ膜下腔へと入ってきた脳脊髄液は，最終的にはクモ膜《まく》顆《か》粒《りゅう》，そしてクモ膜《まく》絨《じゅう》

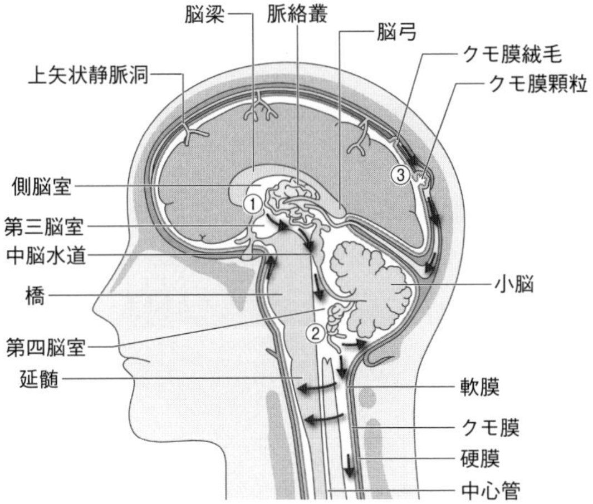

図2-2　脳脊髄液の循環

毛《もう》という部分から静脈血中《じょうみゃくけつちゅう》へと吸収されます（**図2-2**③）．ですので，4番の選択肢にある「脳脊髄液はリンパ管に吸収される」ではなく，静脈血中に吸収される，というのが正解となるわけです．ですが，この脳脊髄液は脈絡叢で作られてクモ膜顆粒もしくはクモ膜絨毛で吸収される，という関係は，近年の研究では再検討されています．ただ国家試験では，静脈血中に吸収されると出題されますので，しっかりと覚えておいてください．興味がある方は，ぜひ詳しく調べてみてくださいね．

髄膜とその周辺構造

次は第94回（2004年度）の問題です．

第94回（2004年度）午後・第5問　必修

問．中大脳動脈の動脈瘤の破裂によって血液が流出する部位は図のどれか。

1．ア
2．イ
3．ウ
4．エ

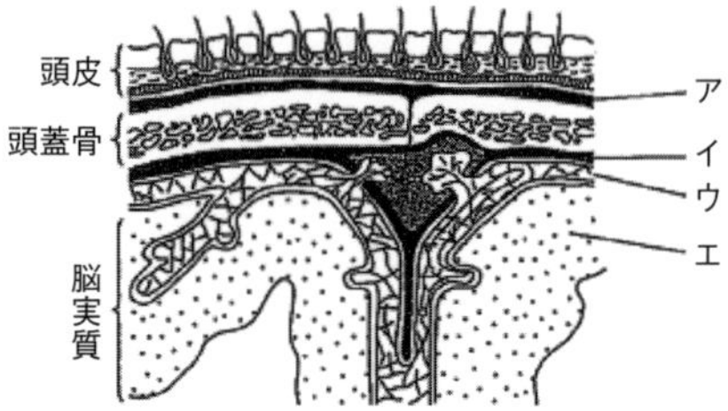

これは3番の「ウ」が正解となります．

ではまずこの図がどこを示しているのか，**図2-3**と比べてみましょう．当然ながら，一番外側には頭皮《とうひ》，そしてそのすぐ深層には腱膜《けんまく》があります．ですから，アは腱膜となるわけですね．そして腱膜のさらに深層には頭蓋骨《とうがいこつ》が存在しています．頭蓋骨のさらに奥にあるのは硬膜《こうまく》ですから，問題図のイは硬膜となります．その下の深層にある網目状の部分，これはこれまで何度か説明しているクモ膜下腔に相当し，そしてエの部分は大脳《だいのう》皮質《ひしつ》となります．

クモ膜下出血の病態

そしてこのクモ膜下腔は，脳脊髄液とともに動脈・静脈が分布しています．ここで今回設問にもある中大脳動脈《ちゅうだいのうどうみゃく》，これもクモ膜下腔を走行していますが，この動脈に動脈瘤《どうみゃくりゅう》が発生し，破裂，出血することをクモ膜《まく》下《か》出血《しゅっけつ》というわけです（**図2-4**）．クモ膜下出血は脳脊髄液中での出血であるため，圧迫による止血が働かず，自然止血しないことが多いという特徴があります．

また，40～60代に好発し，非常に死亡率が高い疾患でもあります．やは

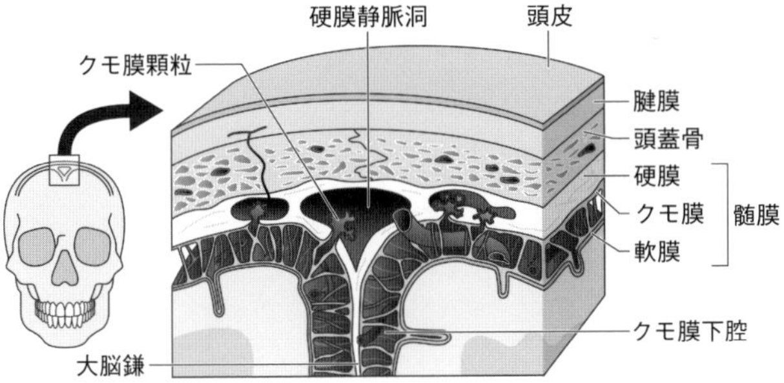

図2-3 髄膜の構造

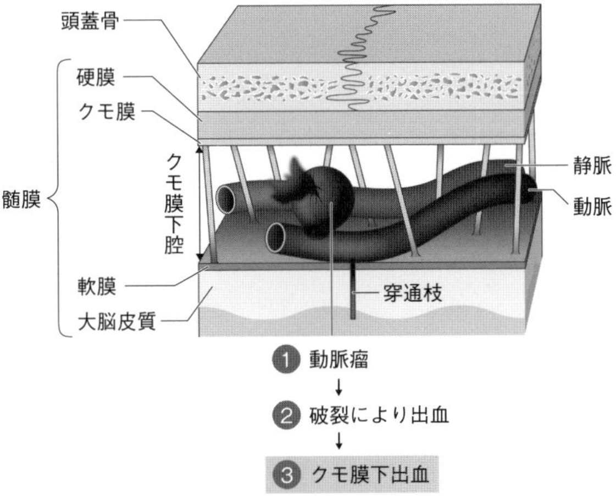

図2-4 クモ膜下出血

りこの原因は今回の設問にもある脳動脈瘤の破裂が最も多いです．そしてクモ膜下出血では，「今まで経験したことのないような激しい頭痛」という特徴的な所見がみられます．

以上のように，髄膜の構造をはじめ，脳脊髄液の循環などをしっかりと理解し，疾患レベルまで知識をつなげていきましょう．

大脳皮質の機能局在

大脳皮質の溝と回

第3講，大脳皮質の機能局在です．

まず，大脳《だいのう》皮質《ひしつ》について説明します．大脳は，表層にある皮質《ひしつ》と，その深層にある髄質《ずいしつ》から構成されています．大脳皮質というのは灰白質《かいはくしつ》，すなわちニューロンもしくは神経細胞の細胞体《さいぼうたい》が集積した部位ですね．そして，髄質は白質《はくしつ》，すなわち神経細胞の軸索もしくは神経線維からなる構造物です．まず，皮質から説明しましょう．大脳皮質の表面には，多くの溝《みぞ》が存在しています．この溝のことを溝《こう》といいます．そして，溝と溝のあいだのプクッと盛り上がった部分は回《かい》と呼ばれています（**図3-1**）．

主要な3つの溝による大脳皮質の4区分

そして大脳皮質は，特に大きな3つの溝によって，4つの葉《よう》に分かれています．この葉とは何でしょうか．これは解剖学の約束事なのですが，大きな臓器をいくつかに区分するとき，葉という言葉を使います．肺も左肺は上葉・下葉，右肺は上葉・中葉・下葉，また肝臓に関しては，左葉・右葉・方形葉・尾状葉というふうに分かれていますよね．では，この大脳皮質を大きく分ける3つの溝は，以下のものがあります．まず中心溝《ちゅうしんこう》（ローランド溝），そして外側溝《がいそくこう》（シルビウス溝），もうひとつが，少し場所が分かりにくいかもしれませんが，大脳半球をパカッと割って内側から見たところに存在する，頭頂後頭溝《とうちょうこうとうこう》です．これら3つが，主要な溝とされています．

そして大脳は、3つの溝によって4つの葉に分かれています．まずは，中心溝によって前頭葉《ぜんとうよう》と頭頂葉《とうちょうよう》に分けられています．また外側溝によって前頭《ぜんとう》

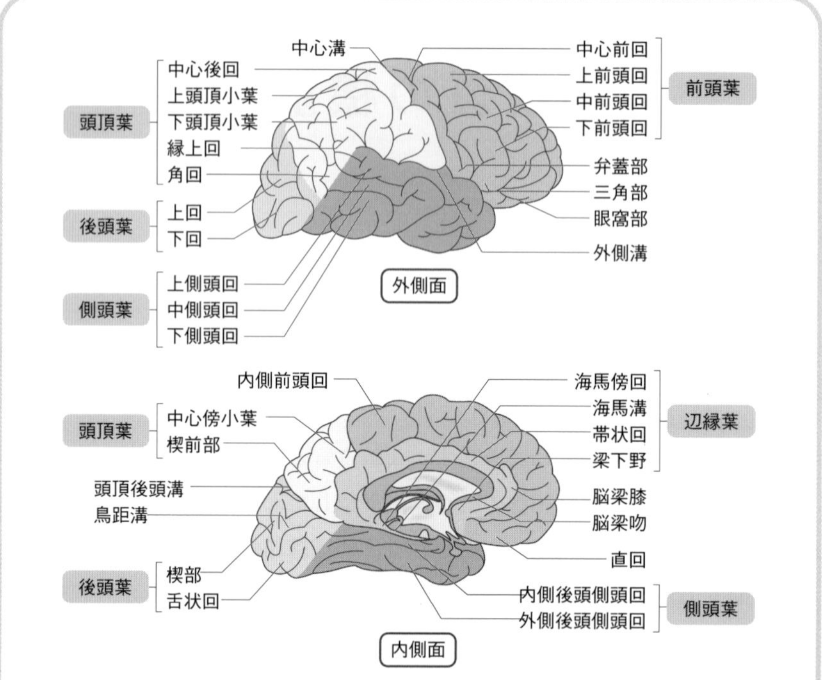

図3-1 大脳皮質の区分

葉《よう》と側頭葉《そくとうよう》に，そして最後は名前のとおりですが，頭頂後頭溝によって頭頂《とうちょう》葉《よう》と後頭葉《こうとうよう》に分かれています．

大脳皮質の機能局在

続いて大脳皮質の機能局在《きのうきょくざい》について説明します（**図3-2**）．機能局在とは何かというと，各領野が有する固有の機能のことです．そして，その機能の区分に対応した領域を野《や》といいます．

まず前頭葉の野を見てみましょう．最初は，体性運動野《たいせいうんどうや》（一次運動野《いちじうんどうや》）です．中心前回《ちゅうしんぜんかい》に位置しており，脊髄や脳幹の運動ニューロンに出力する随意運動の中枢です．詳しく説明しますと，まず場所は中心前回に位置すると述

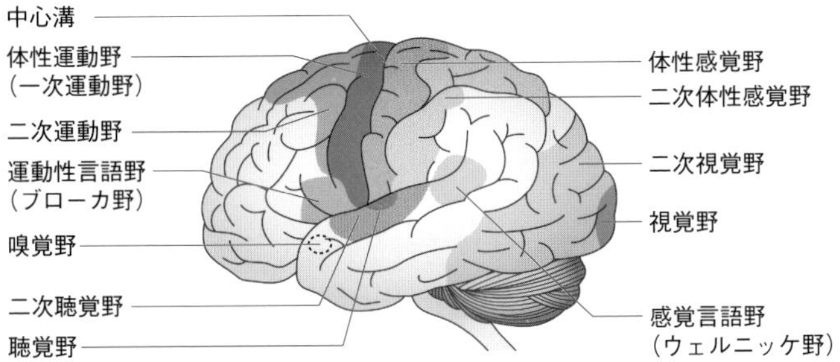

図3-2 大脳皮質の機能局在

べましたが，これは先ほど説明した中心溝の前方にある盛り上がった部分です．そしてこの中心前回が有している固有の機能が，体性運動野となるわけです．中心前回は部位に対する名称であり，体性運動野というのは機能に対する名称ですから，混同しないように気をつけてください．

そして前頭葉においてもうひとつ非常に重要な部位が，ブローカ野《や》です．別名を運動性言語野《うんどうせいげんごや》といい，運動性言語中枢《うんどうせいげんごちゅうすう》，ブローカ中枢《ちゅうすう》とも呼ばれます．発語に必要な筋を支配する中枢で，障害されると発語ができなくなってしまいます．このことを運動性失語《うんどうせいしつご》，もしくはブローカ失語《しつご》といいます．運動性言語野の位置も非常に重要なので押さえておいてください．ちょうど体性運動野の下前方にあるのが，運動性言語野です．

次は頭頂葉の野です．体性感覚野《たいせいかんかくや》は中心後回《ちゅうしんこうかい》に位置しており，全身の皮膚や深部感覚などの中枢です．気をつけていただきたいのは，中心溝の後方にある回が中心後回であり，ここが有している機能局在が体性感覚野です．先ほど似た名前が出てきましたね．そう，中心前回です．中心前回は体性運動野でしたね．これらを混同しないように，気をつけて覚えてください．

次は聴覚野《ちょうかくや》です．内耳から聴覚の情報を受け取る中枢で，その周囲には聞こえた音の意味を理解する二次聴覚野《にじちょうかくや》があります．ちょうど側頭葉の中心に聴覚野があり，その周辺が二次聴覚野と呼ばれています．そしてその後方にあるのがウェルニッケ野《や》です．これは感覚性言語野《かんかくせいげんごや》もしくは感覚性言語中《かんかくせいげんごちゅう》枢《すう》，ウェルニッケ中枢《ちゅうすう》とも呼ばれています．二次聴覚野の一種で，障害されると言語が理解できなくなり，発話はできても相手の言葉が理解できなくなります．これを感覚性失語《かんかくせいしつご》，もしくはウェルニッケ失語《しつご》といいます．先ほど説明した前頭葉のブローカ野，そしてブローカ失語と混同しないように，しっかりと覚えてくださいね．

最後に後頭葉です．後頭葉には視覚野《しかくや》が存在します．網膜からの情報を受け取る視覚の中枢で，その周囲には映像を理解する二次視覚野《にじしかくや》があります．**図3-2**のように視覚野とその周辺の二次視覚野が位置しているので，後頭葉は，視覚野と二次視覚野の2つから成り立っています．

優位半球と劣位半球

それでは国家試験問題を見てみましょう．第108回（2018年度）の問題です．

第108回（2018年度）午後・第11問　必修

問．運動性言語中枢はどれか。

1．中心後回
2．大脳基底核
3．Broca〈ブローカ〉野
4．Wernicke〈ウェルニッケ〉野

とありますが，この問題は3番の「Broca〈ブローカ〉野」が正解です．ここまでついてきてくださった方であれば簡単かと思います．ここでもうひとつ，優位半球《ゆういはんきゅう》と劣位半球《れついはんきゅう》という用語も覚えてしまいましょう．言語中枢，つまり先ほど述べたブローカ野，ウェルニッケ野がある側の大脳半球を優位半球といいます．実はこの言語中枢は，左右の大脳半球それぞれにあるわけではありません．ではどちらにあるかというと，約90％の人で左半球に存在します．ですからほとんどの人は左なのですが，一部の人は右半球に存在しています．そして言語中枢がある側を優位半球というのに対して，その反対側は劣位半球と言います．この名称も覚えてくださいね．

高次の精神機能をつかさどる連合野

続いて，第107回（2017年度）の問題です．

第107回（2017年度）午前・第72問

問．頭部CTを図に示す。論理的思考を制御する領域はどれか。

1．A
2．B
3．C
4．D
5．E

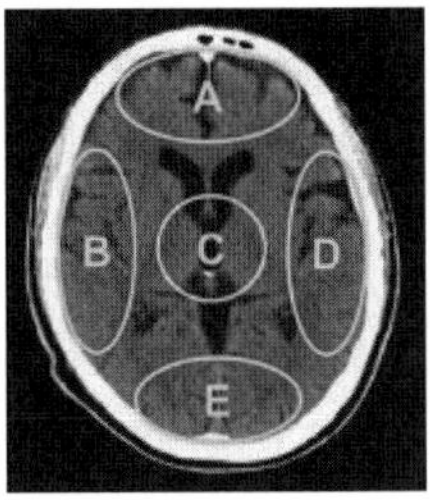

とありますが，これは「A」が正解です．では，Aがどこであって，なぜ論理的思考を制御しているのかを見てみましょう．まずこのAは，前頭葉でした．そして左右のB・Dは側頭葉で，中心にあるCは間脳です．間脳というのは，視床・視床下部・第三脳室という部分からなっています．そしてEは後頭葉です．

なぜ前頭葉が論理的思考に関与しているかを考える前に，連合《れんごう》野《や》の概念について覚えておきましょう．連合野とは，感覚から運動への情報処理の間に存在し，より高次の精神機能を行う領域です．各葉に対応した連合野が存在し，前頭連合《ぜんとうれんごう》野《や》・頭頂連合《とうちょうれんごう》野《や》・側頭連合《そくとうれんごう》野《や》があります．「あれ，後頭連合野は？」と思うかもしれませんが，先ほども説明したとおり，後頭葉は基本的には視覚野と二次視覚野からなっています．ですので，厳密には後頭葉は連合野には含まれません．

今回，特に覚えていただきたいのは前頭連合《ぜんとうれんごう》野《や》です．運動野より前方の領域で，他の連合野や大脳辺縁系からの情報を受け取り，複雑な行動計画を組み立てて実行の判断を行う役割をもっているのが前頭連合野です．この解釈から先ほどの設問では，論理的思考を制御しているのがAの前頭葉の領域，つまり前頭連合野である，となるわけです．

この，大脳皮質における葉・回・野・溝などは，ちょっと用語が複雑で苦手な方が多いですが，疾患を理解するうえでも非常に重要ですので，復習をしながらしっかりと覚えましょう．

脳の疾患

第4講，脳の疾患．疾患問題ですね．こちらの問題を見てみましょう．第102回（2012年度）の問題です．

第102回（2012年度）午前・第28問

問．高血圧性脳出血で最も頻度の高い出血部位はどれか。

1．被殻
2．視床
3．小脳
4．橋

とありますが，これは1番の「被殻」が正解です．

脳卒中の分類と脳出血の好発部位

では，脳血管障害のうち，特に主要な疾患である脳卒中《のうそっちゅう》について説明していきましょう．脳卒中とは脳血管障害のうち，急性発症した病態の総称です．

脳卒中は虚血性の脳梗塞《のうこうそく》，出血性の脳出血《のうしゅっけつ》，そしてクモ膜《まく》下《か》出血《しゅっけつ》の3つに区分されます．脳出血の原因としては高血圧，そして加齢，飲酒，喫煙，糖尿病などが関与します．

そして今回の設問にもある脳出血は脳実質内に起こる出血で，血腫の圧迫による局所神経症状や頭蓋内圧亢進症状などが起こります．発症率は今回の設問の選択肢にあった被殻《ひかく》で最も高く，次いで視床《ししょう》，橋《きょう》，小脳《しょうのう》と続きます．それでは，被殻の部位を図で見てみましょう（第5講**図5-2**参照）．いわゆる大脳《だいのう》基《き》底核《ていかく》と呼ばれる部分のうち，三角形の形をした部分の外側，これが被殻です．ちなみに内側は淡蒼球《たんそうきゅう》という部位で，被殻とあわせてレンズ核《かく》と呼ばれています．

そして視床は，被殻のさらに内側の丸い部分です．また被殻・視床に次いで脳出血が多い，橋・小脳の位置を見てみましょう（第1講**図1-3**参照）．脳幹のちょうど中央部分，これが橋です．そして橋のすぐ後方にあるのが小脳です．こちらも脳出血の好発部位ですので覚えておきましょう．

髄膜における出血

第105回（2015年度）の問題です．

第105回（2015年度）午前・第68問

問．頭部CTを図に示す。出血部位について正しいのはどれか。

1．皮下組織
2．硬膜外腔
3．くも膜下腔
4．脳実質内
5．脳室内

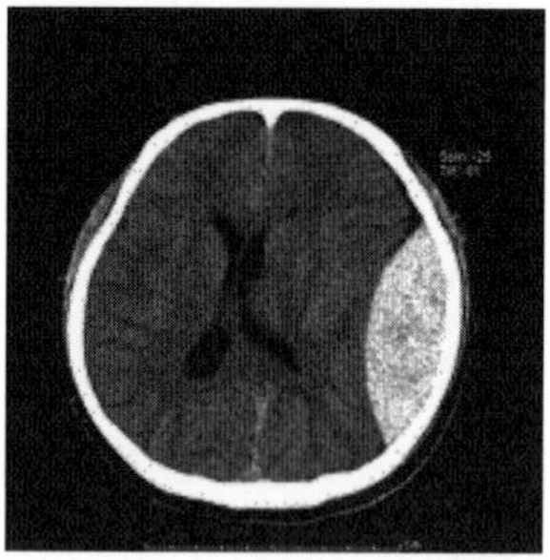

とありますが，これは2番の「硬膜外腔《こうまくがいくう》」が正解です．

まず，髄膜《ずいまく》と出血について説明します．髄膜とは中枢神経系を保護する膜で，外側から硬膜・クモ膜・軟膜とありますが，特にこの硬膜とクモ膜，これらと出血の関係性を見てみましょう．

まずはクモ膜《まく》下《か》出血《しゅっけつ》です．クモ膜下腔と呼ばれる空洞の領域には脈管が走

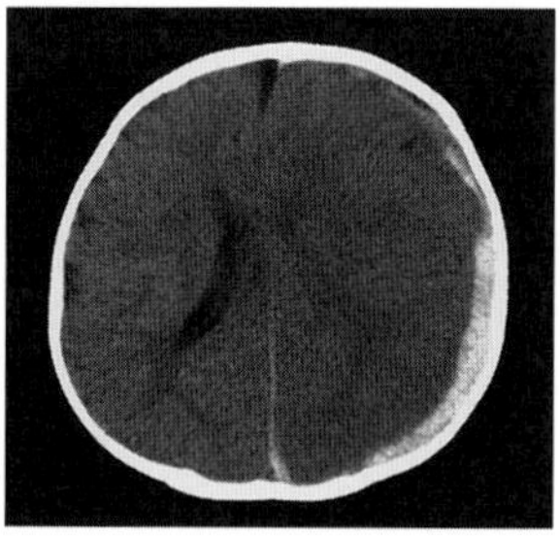

図4-1　**急性硬膜下血腫**（第107回看護師国家試験午前・第53問より）

行しており，脳脊髄液によって満たされています．この領域の脈管，特に動脈が損傷し出血が起こることをクモ膜下出血といいます．そして急性硬膜外《きゅうせいこうまくがい》血腫《けっしゅ》とは，頭蓋骨と硬膜の間での出血です．そして，これと非常に名称が似ているのが，急性硬膜《きゅうせいこうまく》下《か》血腫《けっしゅ》です．こちらは硬膜とクモ膜の間で起こる出血です．

急性硬膜外血腫と急性硬膜下血腫の違いを，画像で見てみましょう．ちなみに先ほどの設問の図は，急性硬膜外血腫です．急性硬膜外血腫では頭蓋骨と硬膜の間で出血が起こるため，バリバリバリッと硬膜を剝がすように凸レンズ状の出血が起こります．これに対して急性硬膜下血腫は硬膜とクモ膜下腔の間の出血ですので，クモ膜下腔の領域を満たすような出血，すなわち三日月状の出血が起こります（**図4-1**）．

以上のように，解剖学的，そして生理学的な構造機能と疾患とをしっかり結びつけて覚えていきましょう．

錐体路とその障害

第5講，錐体路とその障害，疾患問題です．第92回（2002年度），午前の第5問です．

第92回（2002年度）午前・第5問　必修

問．錐体路で正しいのはどれか。

a．大脳の運動皮質に始まる。
b．大脳の基底核を経由する。
c．脊髄の感覚神経に連絡する。
d．大多数は延髄で交差する。

1．a・b　　2．a・d
3．b・c　　4．c・d

とありますが，こちらの問題は，2の「a・d」が正解となります．

ではまず，錐体路について説明する前に，脊髄の伝導路から学んでいきましょう．

上行伝導路と下行伝導路

脊髄の白質《はくしつ》は，軸索が集まった部位でしたね．こちらには，脊髄と脳をつなぐ神経線維が縦走，つまり縦に走行しています．この神経線維は，上行伝《じょうこうでん》導路《どうろ》と下行伝導路《かこうでんどうろ》の2種類に分かれます．

上行伝導路とは，脊髄神経を通して入った感覚を脳へと伝える経路です．

これに対して下行伝導路は，脳からの運動指令を脊髄の運動ニューロンへと伝える線維となっています．

たとえば，自分の手の甲を触ってみてください．くすぐったいっていう感覚がありますね．この「くすぐったい」っていう感覚は，今この触った手の甲の部位から脊髄の後角《こうかく》に入り，そして上行《じょうこう》して脳へと伝わっているわけです．ですから，感覚の経路は上行伝導路となります．それに対して，今度は右手を挙げてみましょう．手を挙げてくれましたか？ 手を挙げたということは，今，「手を挙げる」という指示が脳で認知されて，その情報が下行《かこう》し，運動器である筋肉へと伝わったわけです．ですから，脳からの運動指令は下行伝導路です．この関係は逆転しません．たとえば手のひらを見て，「熱くなれ」と思っても熱くなりませんよね？ もしも感覚が下行伝導路だったら，あり得るのかもしれませんけど，もちろんあり得ません．上行伝導路は感覚，下行伝導路が運動となるわけです．

錐体路の機能と経路

そして，やっと本題の錐体路《すいたいろ》について説明します．

主要な下行伝導路，つまり運動性の伝導路が錐体路であり，大脳皮質の運《うん》動野《どうや》からの指令を脊髄へと伝える役割をもっています．なぜ，錐体路という名前なのでしょうか．実は，延髄《えんずい》には錐体《すいたい》と呼ばれる部分があり，そこを通過するため，錐体路という名称がつけられています．

今回の設問にもあったとおり，この錐体路はどこからはじまって，どこを通ってどこに至るのか，という流れが非常に重要です．そこで**図5-1**に番号をふっておきました．この番号に沿って説明していきます．

まず，①一次運動野《いちじうんどうや》です．大脳皮質の一次運動野で，運動の指示が最初に起こります．そして，その指示が②内包《ないほう》の後脚《こうきゃく》という箇所を通ります．これがどこなのかはまた後で説明します．そして③中脳《ちゅうのう》の大脳脚《だいのうきゃく》というところを通ります．そして，橋《きょう》も通ってはいますが，橋ではそれほど有名な部分は通りません．橋底部というところを通っていますが，覚えてほしいのは，延髄《えんずい》の部位です．2カ所の大事な場所を通ります．延髄では④錐体《すいたい》という場所を

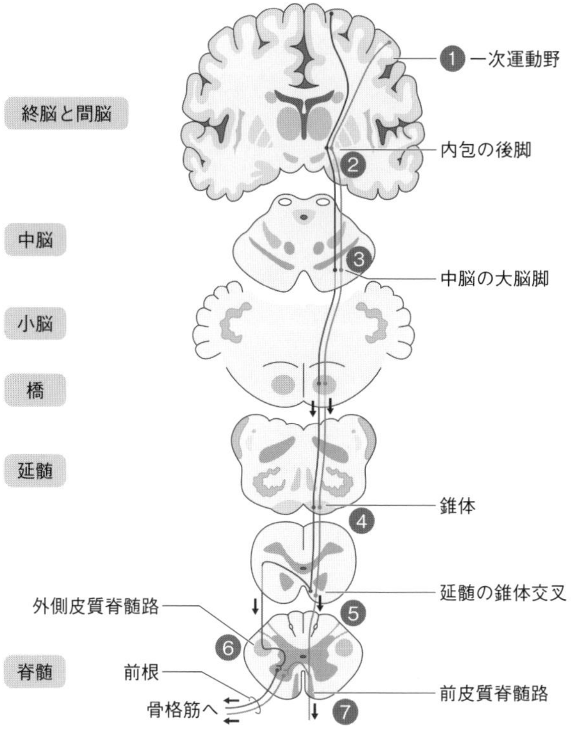

図5-1　錐体路

通り，その後，⑤錐体交叉《すいたいこうさ》という場所を通過します．順番としては，錐体が延髄の上部で，錐体交叉が延髄の下部です．錐体交叉では名前のとおり，一部の線維が交差して2つの神経路に分かれます．

さらに，⑥外側皮質脊髄路《がいそくひしつせきずいろ》，これは75～90％が対側へと交差し，その後に下行していきます．そして残りは，⑦前皮質脊髄路《ぜんひしつせきずいろ》になって同側を下行します．

ということで，もう一度，問題を見てみましょう．

「a．大脳の運動皮質に始まる」．これは正解ですね．厳密には一次運動野でした．

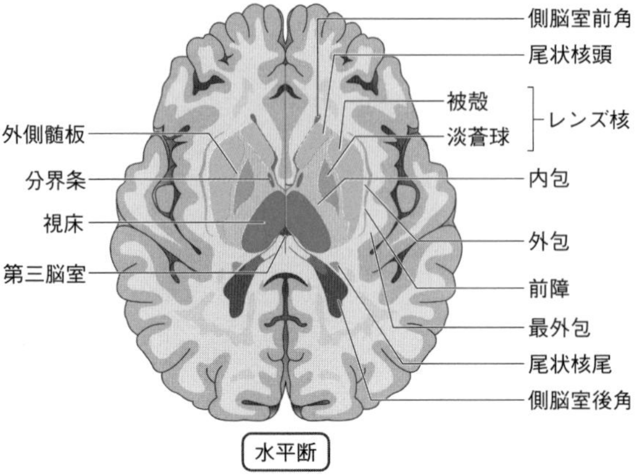

図5-2　**大脳基底核**

「b．大脳の基底核を経由する」．錐体路は，基底核を通りません．

「c．脊髄の感覚神経に連絡する」．錐体路は，感覚ではなく，運動系の経路でした．

そして，「d．大多数は延髄で交差する」．この選択肢は，延髄の下部にある錐体交叉を示しているわけです．

大脳基底核と内包後脚

次に，設問にある基底核，正式には大脳基底核《だいのうきていかく》と呼ばれますが，こちらの部位について見てみましょう（**図5-2**）．

大脳基底核は大脳半球《だいのうはんきゅう》の深部に位置する灰白質《かいはくしつ》のかたまりで，尾状核《びじょうかく》・レンズ核《かく》・扁桃体《へんとうたい》などがあります．ちょうど図で色を塗った部分が，大脳基底核と呼ばれる部位に相当します．ちなみに大脳基底核は，灰白質のかたまりですが，先ほど説明した上行伝導路と下行伝導路は，白質が集合した部位でした．

次は，内包《ないほう》の後脚《こうきゃく》について説明します．内包の後脚は錐体路が通過する部位でしたね．ではまず，内包がどこにあるかを確認してみましょう．

先ほど説明した大脳基底核の隙間に“く”の字状の白質が集合した部分が見えてきます．この部分のうち，前方の部位を，内包前脚《ないほうぜんきゃく》，そして後方を内《ない》包後脚《ほうこうきゃく》，そして，“く”の字型を足に見立てた際に膝のように曲がっている部分を内包膝《ないほうしつ》と呼び，前脚，膝，後脚の3部から構成されています．

この部位は運動・感覚の伝導路の大部分が通過しています．特にこの内包後脚は，運動の主要な経路である錐体路が通過している部位として非常に重要です．

脳梗塞の病態

次は，第93回（2003年度）午後，第4問の問題です．

第93回（2003年度）午後・第4問　必修

問．左片麻痺のある脳梗塞患者で閉塞が最も疑われる動脈はどれか。

1．ア
2．イ
3．ウ
4．エ

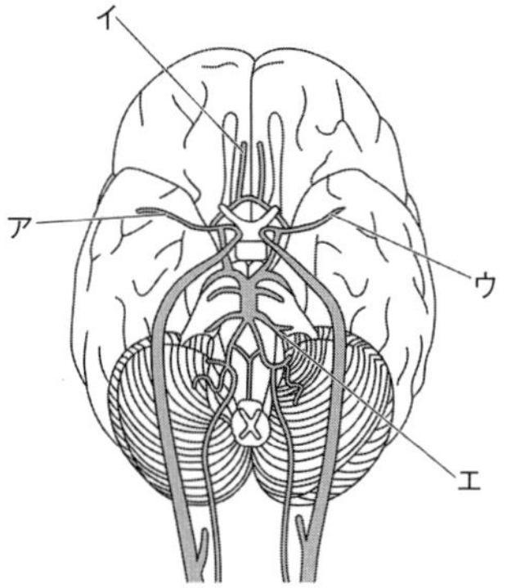

とありますが，1番の「ア」が正解です．

まず押さえておくポイントは，問題の文章にある「左片麻痺のある脳梗塞患者」というワードです．先ほどの錐体路でも説明したように，運動神経の線維は約75～90％が錐体交叉で反対側へと移行します．つまり左の片麻痺であるということは，右側の大脳半球に脳梗塞があることを示しています．ちなみにこの問題図は，脳を底面，すなわち下方から見た図となっています．そのため，皆さんから見た左側が右の大脳半球となります．では，アとイが右の大脳半球のどの枝に相当するのかを説明する前に，脳梗塞について学んでいきましょう．

脳の動脈が閉塞すると，その潅流域《かんりゅういき》に虚血《きょけつ》が起こります．その結果，潅流域の組織の壊死などによって機能障害が起こる病態を脳梗塞《のうこうそく》といいます．

ちなみに，脳梗塞の好発部位《こうはつぶい》（最もよく起こる部位）は，中大脳動脈《ちゅうだいのうどうみゃく》という動脈です．

ウィリスの動脈輪

では，中大脳動脈の位置がどこなのかを，大脳動脈輪《だいのうどうみゃくりん》（ウィリスの動脈《どうみゃく》輪《りん》）（**図5-3**）を見て覚えましょう．

脳への血流は，1本の動脈ではなく，左右の内頸動脈と椎骨動脈の合計4本の枝によって供給されています．4本の動脈は脳の下面で吻合《ふんごう》し，大脳動脈輪（ウィリスの動脈輪）を形成しています．

まずは，左右の鎖骨下動脈から起こる椎骨動脈《ついこつどうみゃく》を追っていきましょう．椎骨動脈は，上行すると左右が合流し，脳底動脈《のうていどうみゃく》という枝になります．そして，その脳底動脈は，左右の後大脳動脈《こうだいのうどうみゃく》へと移行します．

次は内頸動脈《ないけいどうみゃく》を見てみましょう．総頸動脈が2本に分かれた部分の内側が内頸動脈です．上行した後に前大脳動脈《ぜんだいのうどうみゃく》と中大脳動脈《ちゅうだいのうどうみゃく》の2本に分かれます．

以上，前・中・後の大脳動脈の説明をしました．でもこの時点では，大脳動脈輪，つまり輪っか状にはなっていません．ここで，もう2本の動脈である前交通動脈《ぜんこうつうどうみゃく》と後交通動脈《こうこうつうどうみゃく》を覚えましょう．左右の前大脳動脈を結ぶ枝が前交通動脈です．そして，後大脳動脈と，内頸動脈の基部を結ぶ動脈が後交通動脈です．これらの動脈があることによって輪っか状の大脳動脈輪になるわけですね．

ちなみに，先ほどの設問の選択肢の位置関係とあわせてみると，アが中大脳動脈，イが前大脳動脈となっていました．

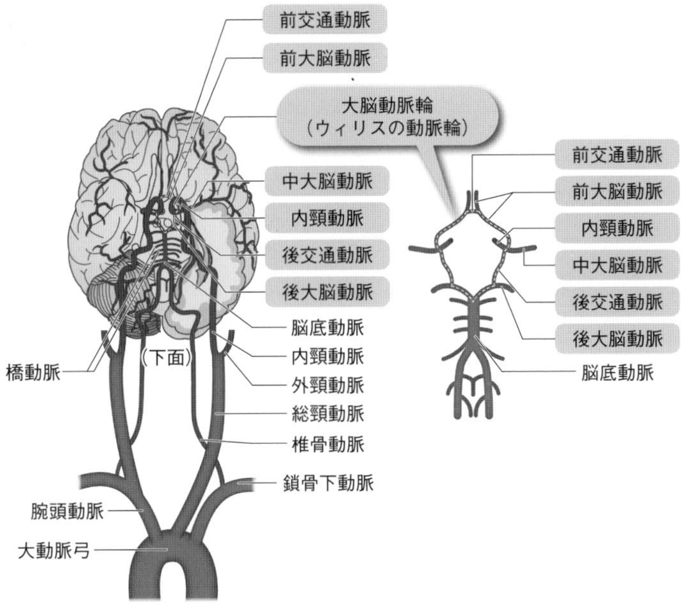

図5-3　脳底の動脈と大脳動脈輪

　ということで，錐体路とはどういった構造なのかを基本からしっかり学習し，そのうえで疾患を理解するために，脈管の経路をあわせて覚えておきましょう．

小脳の機能と疾患

第6講，小脳の機能と疾患．疾患問題ですね．

ではさっそく，第104回（2014年度）の問題を見てみましょう．

第104回（2014年度）午後・第81問

問．小脳の機能はどれか。2つ選べ。

1．関節角度の知覚
2．振動感覚の中継
3．姿勢反射の調節
4．随意運動の制御
5．下行性の疼痛抑制

とありますが，正解は3番と4番です．「姿勢反射の調節」，そして「随意運動の制御」が正解となります．

小脳の位置と機能

では，まず小脳《しょうのう》の位置を確認してみましょう（**図6-1**）．脳幹の背側に位置しており，左右の小脳《しょうのう》半球《はんきゅう》と，中間にある小脳《しょうのう》虫部《ちゅうぶ》から構成されています．脳幹は，上から順番に中脳・橋・延髄と続きますが，橋のすぐ後方にあるのが小脳です．

では今回の設問にありました小脳の機能について説明します．1つ目は，運動系の総合的な調節です．大脳皮質の運動野より，骨格筋へ送られる運動

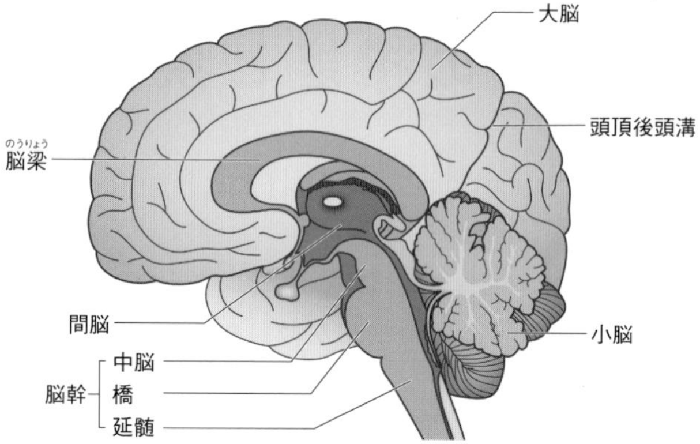

図6-1　小脳 (内側面)

指令のコピー情報が小脳へ送られます．そして2つ目として，内耳の平衡感覚，脊髄の体性感覚，骨格筋や腱からの情報などを受け取る部位でもあります．

小脳は，こうした情報を受け取って統合し，運動指令と感覚情報の誤差の検出を行います．さらにこれらの情報を，視床を介して大脳皮質へと送り，身体の平衡，そして運動・姿勢の調節を行うという役割をもっているのです．この，身体の平衡と運動・姿勢の調節が，今回の設問にありました，「姿勢反射の調節」，そして「随意運動の制御」となるわけです．

小脳失調による症状

では，次は第106回（2016年度）の問題です．

第106回（2016年度）午前・第14問　必修

問．小脳失調でみられるのはどれか。

1．下肢の麻痺が認められる。
2．姿勢保持が困難になる。
3．血圧が不安定になる。
4．体がこわばる。

とありますが，これは，2番の「姿勢保持が困難になる」が正解です．

腫瘍や出血などにより，小脳の機能が障害された状態を小脳失調《しょうのうしっちょう》といいます．主な症状としては，平衡障害（よろめきやすくなってしまう），そして，筋緊張障害（筋出力の低下），運動障害（筋収縮のタイミングが遅れる）といったものがあります．もともと小脳は随意運動の制御や平衡感覚を担《にな》っていますので，機能が障害するとこうした症状がみられるわけです．

いま一度，先ほどの2番の選択肢を振り返ってみましょう．「姿勢保持が困難になる」，この症状が平衡障害と呼ばれています．

小脳の機能，そして症状の両者を理解して，こういった設問に取り組んでいきましょう．

脊髄と脊髄損傷

第7講，脊髄と脊髄損傷．疾患問題ですね．ではさっそく，設問から見てみましょう．

第97回（2007年度）午後・第6問　必修

問．脊髄で正しいのはどれか。

1．小脳に連なる。
2．脊柱管内にある。
3．2層の膜で保護されている。
4．第10胸椎の高さで終わる。

とありますが，これは2番「脊柱管内にある」が正解となります．

脊髄の位置関係と構造

ではまず，脊髄《せきずい》の位置を見てみましょう．脊髄は，延髄《えんずい》の下方に連なる位置に存在します．これを踏まえて，今回1番の選択肢にありました小脳《しょうのう》は，中脳・橋・延髄からなる脳幹のすぐ後方に位置しています（第6講**図6-1**参照）．ですので，1番の「小脳に連なる」は誤りとなります．

そして，脊髄と髄膜《ずいまく》の関係性を見てみましょう．脊髄と脳の両者をあわせて中枢神経系《ちゅうすうしんけいけい》と呼ぶのでしたね．中枢神経系は，髄膜によって覆われています．この髄膜は，外側から順番に硬膜《こうまく》，クモ膜《まく》，軟膜《なんまく》の3層で構成されています．ですので，3番の「2層の膜で保護されている」も誤りとなります．

次は，脊髄の構造です．まず，下端部を見てみましょう（第1講**図1-4**参照）．脊髄の下端は，脊髄円錐《せきずいえんすい》という部分で終わっています．ここから先は脊髄終糸《せきずいしゅうし》，そして馬尾神経《ばびしんけい》という細い神経が走行していきます．この脊髄円錐は，第1〜2腰椎の高さに位置しています．ですので，脊髄が「第10胸椎の高さで終わる」は誤りとなります．

次の問題です．

第101回（2011年度）午後・第58問

問．交通事故で腰椎骨折し、第1腰髄節レベルで脊髄を損傷した。受傷当日にみられる症状で可能性が高いのはどれか。

1．尿閉
2．血圧上昇
3．頭蓋内圧亢進
4．麻痺性呼吸障害

とありますが，これは1番の「尿閉」が正解となります．

脊椎損傷と脊髄損傷

ではまず，脊椎損傷《せきついそんしょう》と脊髄損傷《せきずいそんしょう》について見ていきます．名称が少し似ていますが，まったく病態は違いますので，注意して学習しましょう．

脊椎損傷は，主に大きな外力によって起こる脊椎《せきつい》の骨折です．脊柱《せきちゅう》を構成する脊椎が損傷するので，脊椎損傷です．

次は脊髄損傷です．脊髄は，先ほども説明したとおり中枢神経です．脊髄損傷は，この脊髄が損傷されますので，四肢や体幹の運動麻痺や感覚障害を引き起こします．損傷レベルが高位になればなるほど，麻痺の範囲や障害の程度は重度となります．

脊髄損傷による障害

続いて，脊髄《せきずい》ショックについて説明します．脊髄ショックとは，重度の脊髄損傷により，損傷高位以下のすべての脊髄反射が消失した状態です（**図7-1**）．特に急性期に呈《てい》することが多い病態で，主な症状は弛緩性麻痺《しかんせいまひ》，体性神経・自律神経の反射消失，血圧の低下，麻痺性イレウス（いわゆる腸閉塞），そして，排尿反射の消失による尿閉です．

以上を踏まえて，あらためてこの設問を見てみましょう．受傷当日にみられる症状とありますので，これは脊髄ショックを示しています．ということで，脊髄ショックの症状である1番の「尿閉」が正解となるわけです．

脊髄の疾患は臨床的にもきわめて重要ですので，脊髄の構造と機能を踏まえたうえで，正確に理解していきましょう．また，この脊髄損傷の損傷レベルの病態については**表7-1**，**表7-2**にまとめましたので，ぜひこちらもあわせて学習してください．

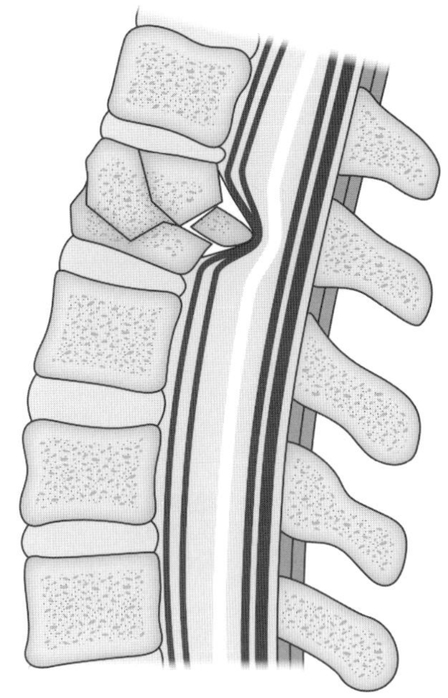

図7-1　脊髄損傷

表7-1　脊髄損傷の分類

頸髄損傷	上位頸髄 (C1～3) の損傷では横隔神経の麻痺を伴うため，致命的となる．頸髄損傷患者 (完全麻痺) の残存機能レベルの評価には，Zancolli《ザンコリー》の分類 (元来は四肢麻痺における上肢機能再建を行うための分類法) を用いる (**表7-2**).
胸髄損傷	胸髄損傷では，肋間筋麻痺による呼吸障害を伴う (下位胸髄損傷ほど呼吸筋が残存する)．また，体幹・両下肢の麻痺が起こる．
胸腰椎移行部損傷	中・下位頸髄に次ぐ脊髄損傷の好発部位で，脊髄円錐と馬尾が損傷を受ける．そのため，両下肢の麻痺に加えて複雑な神経症状が起こる．
腰髄損傷	両下肢の不全麻痺に加え，馬尾神経の障害が起こることがある．

表7-2　Zancolli《ザンコリー》の分類

<table>
<tr><th>グループ</th><th>機能髄節レベル</th><th>残存運動機能</th><th colspan="2">サブグループ</th><th>分類</th></tr>
<tr><td rowspan="2">1) 肘屈曲可能群</td><td rowspan="2">C5～6</td><td rowspan="2">上腕二頭筋，上腕筋</td><td colspan="2">A．腕橈骨筋機能なし</td><td>C5A</td></tr>
<tr><td colspan="2">B．腕橈骨筋機能あり</td><td>C5B</td></tr>
<tr><td rowspan="4">2) 手関節伸展可能群</td><td rowspan="4">C6～7</td><td rowspan="4">長・短橈側手根伸筋</td><td colspan="2">A．手関節背屈力弱い</td><td>C6A</td></tr>
<tr><td rowspan="3">B．手関節背屈力強い</td><td>I. 円回内筋・橈側手根屈筋・上腕三頭筋の機能なし</td><td>C6BI</td></tr>
<tr><td>II. 円回内筋機能あり</td><td>C6BII</td></tr>
<tr><td>III. 円回内筋・橈側手根屈筋・上腕三頭筋の機能あり</td><td>C6BIII</td></tr>
<tr><td rowspan="2">3) 手指伸展可能群</td><td rowspan="2">C7～8</td><td rowspan="2">総指伸筋，小指伸筋，尺側手根伸筋</td><td colspan="2">A．尺側指完全伸展可能</td><td>C7A</td></tr>
<tr><td colspan="2">B．全指伸展可能だが母指の伸展が弱い</td><td>C7B</td></tr>
<tr><td rowspan="3">4) 手指屈曲可能群</td><td rowspan="3">C8～T1</td><td rowspan="3">示指伸筋，長母指伸筋，深指屈筋，尺側手根屈筋</td><td colspan="2">A．尺側指完全屈曲可能</td><td>C8A</td></tr>
<tr><td rowspan="2">B．全指完全屈曲可能</td><td>I. 浅指屈筋機能なし</td><td>C8BI</td></tr>
<tr><td>II. 浅指屈筋機能あり</td><td>C8BII</td></tr>
</table>

脳神経12対の概要

第8講，脳神経12対の概要です．

では設問を見てみましょう．第109回（2019年度）の問題です．

第109回（2019年度）午後・第12問　必修

問．三叉神経の機能はどれか。

1．視覚
2．眼球の運動
3．顔面の知覚
4．表情筋の運動

とありますが，これは，3番の「顔面の知覚」が正解です．

脳神経とは

この設問にある三叉神経とは，脳神経《のうしんけい》と呼ばれるもののひとつです．脳神経とは，脳から伸びる末梢神経《まっしょうしんけい》のことですが，気をつけていただきたい点として，脳神経と言われると「中枢神経かな？」と思ってしまう人が結構います．しかし，脳神経は中枢神経ではありません．脳から伸びる末梢神経です．ちなみに脊髄から伸びる末梢神経は，脊髄神経でしたよね．

そして，脳神経は起始核の高さによって，I～XIIに区分されています（**図8-1**）．Iが最も高い位置で，XIIが最も低い位置です．このように脳神経にはローマ数字がつけられているのですが，ローマ数字の読み方もポイントです

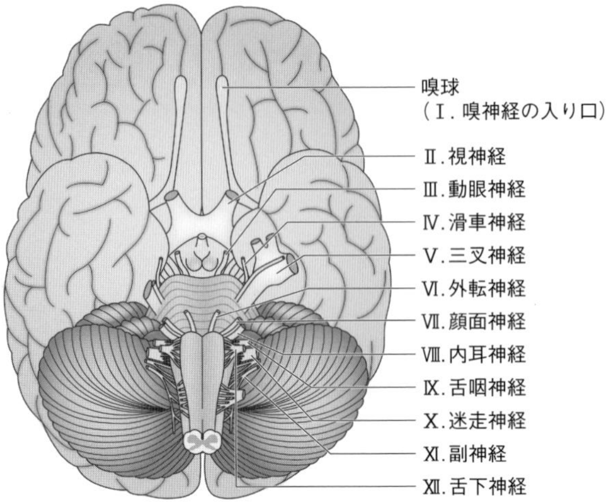

図8-1 脳神経

から，押さえておきましょう．

I，II，IIIは，縦棒がそれぞれ1本，2本，3本あります．次にV（5）を見てください．アルファベットのV（ブイ）のような字です．V（5）の前にI（1）がつくとIV（4）です．逆に，Vの後にIがつくとVI（6），そしてVII（7），VIII（8）と続きます．続いてX（10）を見てみましょう．Xはアルファベットのx（エックス）と同じですね．Xの前にIがつくとIX（9），そしてXの後につくとXI（11），XII（12）となるわけです．

この脳神経の12対はすべての神経の順番，名前，作用を覚えなくてはいけません．作用とあわせて，構成する神経の種類を覚えましょう．脳神経は次の神経によって構成されています．ひとつ目は体性運動性《たいせいうんどうせい》といい，いわゆる骨格筋を支配する神経です．運動に関わる構造に分布しています．そして，体性感覚性《たいせいかんかくせい》は感覚を感知する神経です．次は，特殊感覚性《とくしゅかんかくせい》です．これは体性感覚性とどう違うのかというと，特殊感覚性は嗅覚・視覚・味覚・聴覚などの，触覚などとは違う特殊な感覚が該当します．そして，副交感神経《ふくこうかんしんけい》は自律神経のひとつでしたね．脳神経には交感神経ではなく，副交感神経が分

表8-1 脳神経の作用と種類

	作用	体性運動性	体性感覚性	特殊感覚性	副交感神経
I. 嗅神経	嗅覚を伝える.			○	
II. 視神経	視覚を伝える.			○	
III. 動眼神経	上直筋・下直筋・内側直筋・下斜筋と上眼瞼挙筋, 眼球内の瞳孔括約筋・毛様体筋を支配.	○			○
IV. 滑車神経	上斜筋を支配.	○			
V. 三叉神経	顔面の感覚, 咀嚼筋, 舌の前2/3の感覚を支配.	○	○		
VI. 外転神経	外側直筋を支配.	○			
VII. 顔面神経	顔面の表情筋, 舌の前2/3の味覚, 唾液腺と涙腺を支配.	○		○	○
VIII. 内耳神経	聴覚と平衡感覚を支配.			○	
IX. 舌咽神経	舌の後1/3の感覚と味覚, 咽頭の運動と感覚, 唾液腺を支配.	○	○	○	○
X. 迷走神経	咽頭・喉頭の運動と感覚, 胸腹部内臓, 味覚の一部を支配.	○	○	○	○
XI. 副神経	僧帽筋と胸鎖乳突筋を支配.	○			
XII. 舌下神経	舌筋を支配.	○			

布しています.

脳神経12対の作用と種類

では, 順番に見ていきましょう(**表8-1**).

Iは嗅神経《きゅうしんけい》です. 嗅覚を伝える作用です. 嗅覚ですから, 神経は特殊感覚性です.

IIの視神経《ししんけい》は，視覚を伝えるので，同様に特殊感覚性です．

IIIは動眼神経《どうがんしんけい》です．上直筋《じょうちょくきん》・下直筋《かちょくきん》・内側直筋《ないそくちょくきん》・下斜筋《かしゃきん》という眼球を動かす筋肉，さらに上眼瞼挙筋《じょうがんけんきょきん》というまぶたを上げる筋肉を支配していますので，体性運動性の神経が分布します．そして，動眼神経は眼球内の瞳孔括約《どうこうかつやく》筋《きん》・毛様体筋《もうようたいきん》も支配していますが，まずこの瞳孔括約筋，こちらは瞳孔の収縮に関わっている筋肉です．そして，毛様体筋，こちらは水晶体の厚さを調節する筋肉で，いずれも副交感神経によって支配されています．

IVの滑車神経《かっしゃしんけい》は上斜筋《じょうしゃきん》を支配します．上斜筋も眼球に関わる筋肉ですので，体性運動性の神経が分布します．

Vの三叉神経《さんさしんけい》は，今回の設問にも出ていた神経です．これは，顔面の感覚，そしてものを噛むときに関わる咀嚼筋《そしゃくきん》，さらに，舌の前2/3の感覚を支配します．そのため体性運動性と体性感覚性の神経が分布していることになります．

VIの外転神経《がいてんしんけい》は，眼球を外側に動かす外側直筋《がいそくちょくきん》を支配しますので，体性運動性です．

続いてVIIは顔面神経《がんめんしんけい》です．これは，顔面の表情筋《ひょうじょうきん》，その名のとおり表情をつくる筋肉を支配します．表情筋は顔面筋《がんめんきん》と呼ばれることもありますので，あわせて覚えておいてください．また，舌の前2/3の味覚や，唾液腺と涙腺を支配します．表情筋は体性運動性，舌の前2/3の味覚は特殊感覚性，そして唾液腺と涙腺は，副交感神経が分布する構造物となっています．

VIIIは内耳神経《ないじしんけい》です．内耳《ないじ》は聴覚と平衡感覚を担《にな》う構造物ですので，そこに分布する内耳神経は特殊感覚性です．

ということで，今一度，先ほどの設問に戻りましょう．三叉神経の機能ですから，これは3番の「顔面の知覚」が正解です．

では，残りの脳神経を見てみましょう．

IXは舌咽神経《ぜついんしんけい》です．舌の後1/3の感覚と味覚，咽頭の運動と感覚，唾液腺を支配します．まず咽頭の運動に関わるので体性運動性，次に舌の後1/3と咽頭の感覚に関係しますから体性感覚性，舌の後1/3の味覚は特殊感覚性，唾液腺は副交感神経となりますので，少し複雑ですね．でもポイントとなりますので，しっかり覚えてください．

そして，Xは迷走神経《めいそうしんけい》です．これも非常に機能が多岐に及んでいます．咽頭・喉頭の運動と感覚，胸腹部内臓，そして，味覚の一部を支配しています．そのため，この迷走神経もすべての種類の神経が分布しています．

続いてXIは副神経《ふくしんけい》です．これは僧帽筋《そうぼうきん》と胸鎖乳突筋《きょうさにゅうとつきん》を支配します．頸部に関わる筋肉ですね．ですから，体性運動性の神経が分布します．

XIIは舌下神経《ぜっかしんけい》です．これは舌筋《ぜつきん》，つまり舌の運動に関わる筋肉を支配しますので，体性運動性です．

以上の脳神経12種類は覚えるのになかなか苦心します．ぜひ，語呂合わせで覚えましょう．さまざまな語呂合わせがありますが，スタンダードと思われるのが以下のものです．

I嗅いで，II視る，III動く，IV車の，V三つの，VI外，VII顔，VIII聴く，IX舌に，X迷う，XI副，XII舌下.

少し異なる語呂もいくつかあります．どれで覚えてもよいので，I～XIIまでしっかりと番号を想起できるようになってください．

次は，第107回（2017年度）の問題です．

第107回（2017年度）午前・第10問　必修

問．嚥下に関わる脳神経はどれか。

1．嗅神経
2．外転神経
3．滑車神経
4．迷走神経

とありますが，これは4番の「迷走神経」が正解です．

今一度，先ほどの脳神経の表を確認してください．IXの舌咽神経は咽頭の運動と感覚，そして，Xの迷走神経も咽頭と喉頭の運動，そして感覚に関わっています．この咽頭・喉頭の運動と感覚の支配，これが嚥下に関与ということになるわけです．

脳神経12種類は必ず覚えてください．12種類の番号，名前，そして細かいように思うかもしれませんが，作用を神経単位でしっかり覚えましょう．国家試験に脳神経が出ない年はほとんどないと言っていいほどに重要ですから，ちょっと量が多いですけど，がんばって勉強しましょう．

三叉神経と顔面神経

第9講，三叉神経と顔面神経です．第104回（2014年度）の問題です．

第104回（2014年度）午前・第78問

問．閉眼に関与する神経はどれか。

1．動眼神経
2．滑車神経
3．三叉神経
4．外転神経
5．顔面神経

とありますが，これは5番の「顔面神経」が正解です．

三叉神経と顔面神経

ここで気をつけていただきたいのは，12対存在する脳神経のうち，Vの三叉神経《さんさしんけい》とVIIの顔面神経《がんめんしんけい》の作用が非常に似ていて，間違えやすいという点です．たとえば顔面神経は顔面の表情筋《ひょうじょうきん》を支配していますが，三叉神経は咀嚼《そしゃく》筋《きん》を支配しています．また，顔面神経は舌の前2/3の「味覚」を支配していますが，三叉神経は舌の前2/3の「感覚」を支配しています．

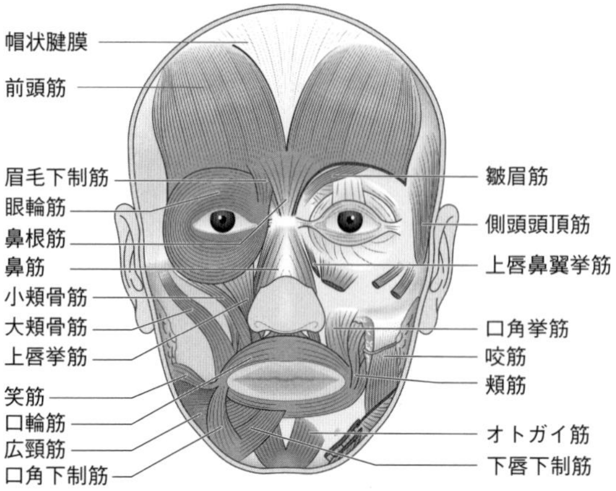

図9-1 表情筋

顔面神経支配の表情筋

以上を踏まえたうえで，まずは表情筋について見ていきましょう（**図9-1**）．書籍によっては，顔面筋と記載される場合もありますが，同じものです．表情筋は顔面神経支配によって支配され，その名のとおり，顔面に位置する筋肉です．ですから，喜《き》怒《ど》哀楽《あいらく》の表情形成に関わる働きをもっています．そして，閉眼（目を閉じること）・閉口（口を閉じること）にも関与しています．

つまり今回の設問で問われているのは「閉眼に関与する神経」ですので，三叉神経ではなく，5番の「顔面神経」となるわけです．

三叉神経支配の咀嚼筋

続いて，三叉神経支配の咀《そ》嚼筋《しゃくきん》も見てみましょう（**図9-2**）．咀嚼とは，物を噛み砕くことですね．これに関与するのが咀嚼筋であり，主に4種類があります．顔面の表情筋は非常に数が多くありましたが，咀嚼筋は4種類のみ

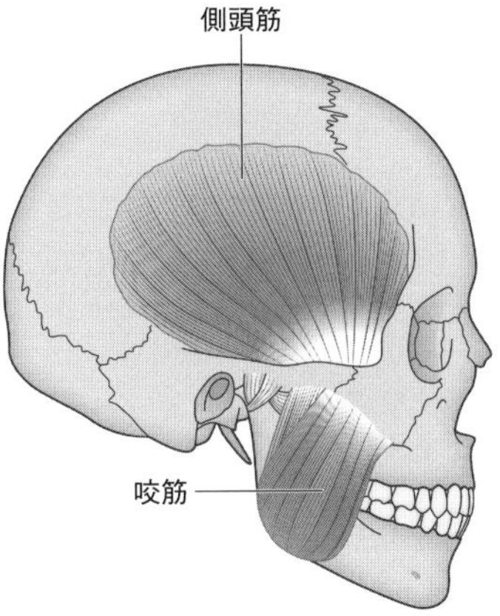

内側・外側翼突筋は下顎骨の裏側に位置している

図9-2　咀嚼筋

ですので，必ず覚えてしまいましょう．咀嚼筋を覚えたうえで，顔面の表情筋もちゃんと覚えてくださいね．咀嚼筋には，側頭筋《そくとうきん》・咬筋《こうきん》・内側翼突《ないそくよくとつ》筋《きん》・外側翼突筋《がいそくよくとつきん》の4種類があります．では皆さん，こめかみに指を当ててみてください．そのまま奥歯を噛みしめると筋肉がぎゅっと収縮しますよね．こめかみは側頭部ですから，この筋は側頭筋と呼ばれるわけです．次は，下顎角，ちょうど顎の横の角張っている部分に指を当てます．同様に奥歯を噛むと，ここにも筋肉の強い収縮を感じますね．これが咬筋です．いずれも触って覚えましょう．ちなみに内側翼突筋と外側翼突筋は下顎骨の奥に存在するので，指で触ることはできません．

次は，第107回（2017年度）の問題です．

第107回（2017年度）午後・第26問

問．味覚について正しいのはどれか。

1．基本味は5つである。
2．外転神経が支配する。
3．冷たい物ほど味が濃いと感じる。
4．1つの味蕾は1種類の基本味を知覚する。

とありますが，1番の「基本味は5つである」が正解となります．

味覚の受容

ではまず，三叉神経と顔面神経の感覚支配について見てみましょう．顔面と舌の前2/3の感覚を支配するのが三叉神経の作用です．三叉神経は，三叉という名称のとおり，起始核から起こった後，三方向に分布しています（**図9-3**）．その結果，顔面の感覚を支配しているのです．それに対して，舌の前2/3の「感覚」ではなく，「味覚」を支配するのが顔面神経です．これは非常に間違えやすいので気をつけましょう．

また，味覚について，味には塩味《えんみ》，酸味《さんみ》，甘味《かんみ》，苦味《にがみ》，うま味《み》，以上5つの基本味《きほんみ》があります．今回の設問にも，これらが出題されていました．甘味は体温に近い温度で強く感じるという特徴があります．また，味覚に関しては舌の各部位によって感じる味が違うという学説がありましたが，近年では「部位差はみられない」とされています．

以上の点を踏まえ，三叉神経と顔面神経をしっかりと区分して覚えていきましょう．

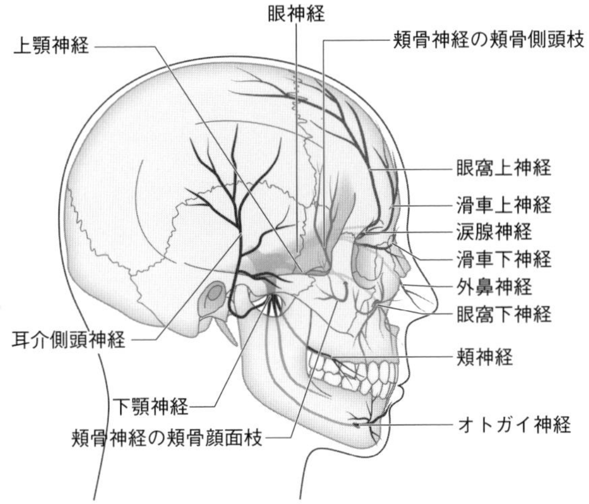
眼神経
上顎神経
頬骨神経の頬骨側頭枝
眼窩上神経
滑車上神経
涙腺神経
滑車下神経
外鼻神経
眼窩下神経
耳介側頭神経
頬神経
下顎神経
頬骨神経の頬骨顔面枝
オトガイ神経

図9-3 三叉神経

活動電位

第10講，活動電位です．まず，問題を見てみましょう．第103回（2013年度）の問題です．

第103回（2013年度）午後・第28問

問．活動電位について正しいのはどれか。

1．脱分極が閾値《いきち》以上に達すると発生する。
2．細胞内が一過性に負〈マイナス〉の逆転電位となる。
3．脱分極期には細胞膜のカリウム透過性が高くなる。
4．有髄神経ではPurkinje〈プルキンエ〉細胞間隙を跳躍伝導する。

とありますが，これは1番の「脱分極が閾値《いきち》以上に達すると発生する」が正解となります．この問題，学生の皆さんにとっては少し苦手かなと思われる単語が並んでいますね．では，ひとつずつ解説していきます．

神経細胞の構造

まずは神経細胞《しんけいさいぼう》，別名，ニューロンの構造を見てみましょう（第1講**図1-2**参照）．神経細胞には細胞体《さいぼうたい》というものが存在しており，その中央には核《かく》が位置しています．周りには樹状突起《じゅじょうとっき》が伸び出ていますが，特に軸索《じくさく》，別名は神経線維《しんけいせんい》とも呼ばれるものが末梢に向かって伸び出ています．この軸索の周りには，髄鞘《ずいしょう》というものが存在しています．なお，末梢神経の髄鞘はシュワン細胞《さいぼう》，そして中枢神経系の髄鞘は希突起《きとっき》グリア細胞《さいぼう》※で構成されています．

※希（稀）突起膠細胞と記載されることもあります．

静止電位

以上を踏まえたうえで，静止電位《せいしでんい》とは何かについて説明します．活動電位《かつどうでんい》の前に，まず静止電位を理解しておきましょう．

人体では細胞内にはカリウム（K^+）が多く，細胞外にはナトリウム（Na^+）が多いという関係性になっています．つまり細胞外はカリウムが少ないため，濃度勾配《のうどこうばい》によってカリウムは細胞外へと流れ出ていきます．陽イオンのカリウムが細胞外に流れ出た結果として，細胞内はマイナスに帯電します．このように細胞内外で電位差があることを，分極《ぶんきょく》といいます．

この結果，カリウムの流出を引き止めようとする力が生じ，電気的勾配《でんきてきこうばい》が起こります．そしてこの濃度に従って，外にカリウムが出て行く濃度勾配と，それを引き止めようとする電気的勾配がちょうど釣り合った状態の電位を静止電位《せいしでんい》というわけです．

この静止電位は，神経細胞では－70～－60 mV，骨格筋や心筋では－90～－80 mVといわれていますが，基本的に静止電位はマイナスであるという点が非常に大きなポイントです．

興奮の伝導

この静止電位を踏まえたうえで，興奮《こうふん》を見ていきましょう（**図10-1**）．神経細胞などを電気的に刺激すると，マイナスだった細胞内の電位が上昇し，0へと近づいていきます．この状態を脱分極《だつぶんきょく》といいます．脱分極とはすなわち，電位の差が減少した状態です．マイナスに帯電している状態からどんどん0に近づいていくわけです．

そして脱分極がある一定水準，閾値《いきち》と呼ばれる水準を超えると，ナトリウムチャネルが開いて，細胞外に多かったナトリウムが細胞内に流入してきます．

そうなると，ナトリウムは陽《よう》イオンをもっているため，瞬間的ではありま

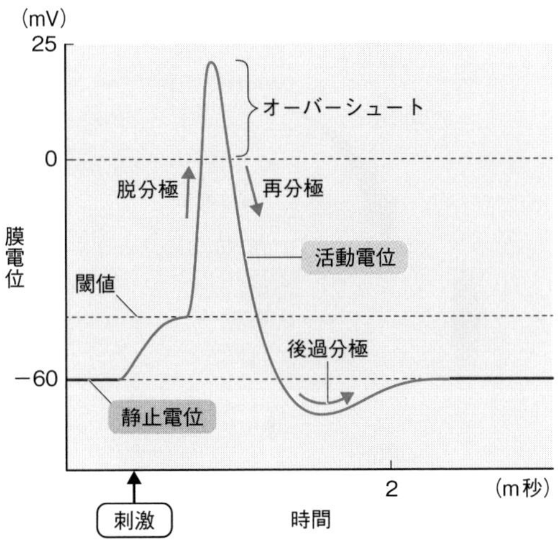

図10-1　**興奮時の電位の推移**

すが細胞内は細胞外に対してプラスに帯電します．つまり，逆転するわけです．この現象を，オーバーシュートといいます．**図10-2**に示すように，「興奮部」はすでにオーバーシュートが起こっている部分ですが，その隣がマイナスからプラスへと逆転することによって，だんだんと興奮が末梢に伝わっていくというわけです．

そこで，もう一度問題を見てみましょう．

2番の選択肢「細胞内が一過性に負〈マイナス〉の逆転電位となる」，これは反対ですね．静止電位がマイナスから，「正〈プラス〉の逆転電位になる」であれば正解です．

また，3番の選択肢の「脱分極期には細胞膜のカリウム透過性が高くなる」も誤りです．ナトリウムの透過性が高くなった結果として，細胞内に陽イオンをもったナトリウムの流入が起こります．

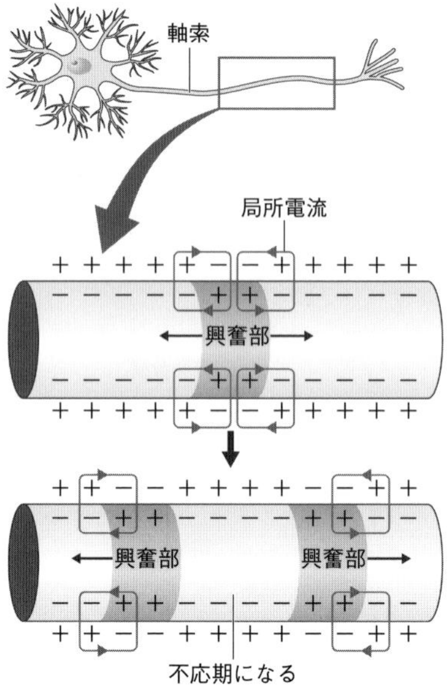

図10-2　興奮伝導のしくみ

有髄神経線維における跳躍伝導

そして今度は，無髄神経線維《むずいしんけいせんい》と有髄神経線維《ゆうずいしんけいせんい》，および跳躍伝導《ちょうやくでんどう》について見ていきましょう（**図10-3**）．4番の選択肢には「有髄神経線維では，Purkinje〈プルキンエ〉細胞間隙を跳躍伝導する」とありましたが，これは部位の名称が誤りです．有髄神経線維では，髄鞘が絶縁性をもっているため，跳躍伝導という現象が起こるのですが，その部位名は**図10-3**にあるように，プルキンエ細胞間隙ではなくランヴィエ絞輪《こうりん》が正解です．

こういった部位名の違いは非常に重要ですから，しっかりと覚えておいてください．

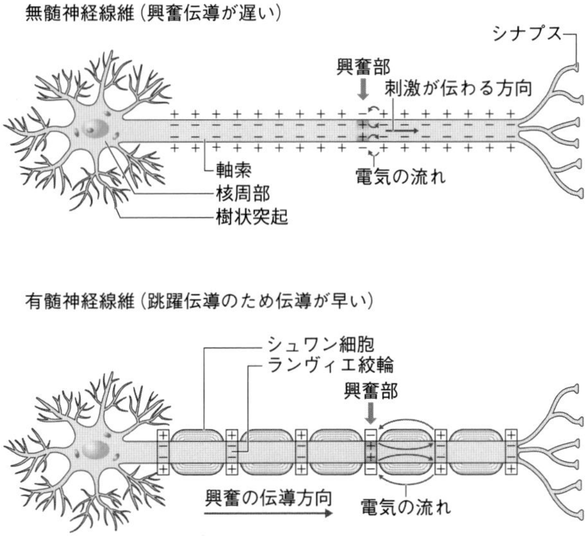
無髄神経線維（興奮伝導が遅い）
シナプス
興奮部
刺激が伝わる方向
電気の流れ
軸索
核周部
樹状突起
有髄神経線維（跳躍伝導のため伝導が早い）
シュワン細胞
ランヴィエ絞輪
興奮部
興奮の伝導方向
電気の流れ

図10-3　跳躍伝導

神経の疾患

第11講は神経の疾患，疾患問題です．

第103回（2013年度）の問題を見てみましょう．

第103回（2013年度）午前・第53問

問．運動神経の刺激の伝達経路を示す。
Guillain-Barré〈ギラン・バレー〉
症候群で主に障害される部位はどれか。

1．ア
2．イ
3．ウ
4．エ

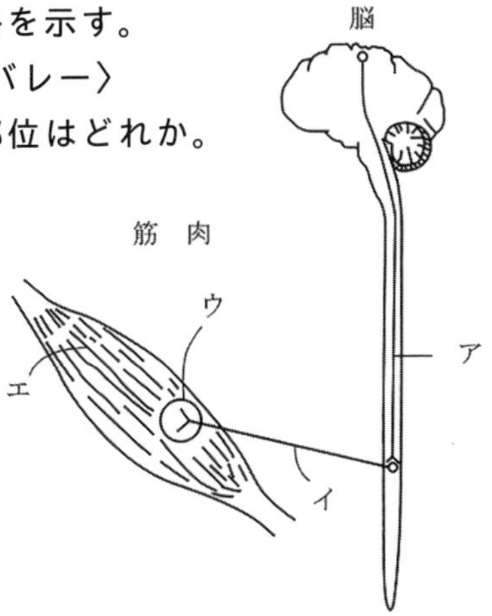

とありますが，これは，「イ」が正解となります．では，ア，イ，ウ，エがそれぞれ，どの部位が何を示しているのかを見てみましょう．

ギラン・バレー症候群

中枢神経のうち，脳の下方から伸びる部分は当然ながら脊髄ですので，アは脊髄《せきずい》でした．脊髄から伸びる神経，つまりイに相当する部分は末梢神経《まっしょうしんけい》

（脊髄神経）です．そしてウの神経と筋をつなぐ部分は神経筋接合部《しんけいきんせつごうぶ》と呼ばれています．最後にエは筋線維《きんせんい》です．ギラン・バレー症候群《しょうこうぐん》は，イの末梢神経，特に運動神経《うんどうしんけい》を侵す炎症性のニューロパチーです．ニューロパチーというのは，特定の末梢神経が障害される病態を示します．

ギラン・バレー症候群の症状についてまとめておきましょう．まず主症状は四肢の筋力低下《きんりょくていか》であり，これが非常に問題となります．この筋力低下は左右対称性で，特に末梢から起こります．腱反射《けんはんしゃ》は低下もしくは消失します．そして髄液検査では，タンパク細胞解離《さいぼうかいり》を認めます．タンパク細胞解離というのは，細胞数増加を伴わないタンパク質の増加のことです．

多発性硬化症

続いて第104回（2014年度）の問題です．

第104回（2014年度）午前・第85問

問．多発性硬化症で正しいのはどれか。2つ選べ。

1．脱髄病変が多発する。
2．髄液中のIgGは低下する。
3．視力低下は網脈絡膜炎による。
4．MRIは病変の検出に有用である。
5．末梢神経が障害されることが多い。

とありますが，これは1番の「脱髄病変が多発する」と4番の「MRIは病変の検出に有用である」が正解です．

まず，多発性硬化症《たはつせいこうかしょう》がどういった疾患なのかを説明します．多発性硬化症とは中枢神経系《ちゅうすうしんけいけい》に起こる脱髄性疾患《だつずいせいしっかん》で，白質《はくしつ》に多発性の病巣が生じます．原則的に，末梢神経が障害されることはありません．また，20～30代の女性に好発《こうはつ》します．脳脊髄液検査では，細胞数《さいぼうすう》・総蛋白《そうたんぱく》・IgGの増加がみられます．

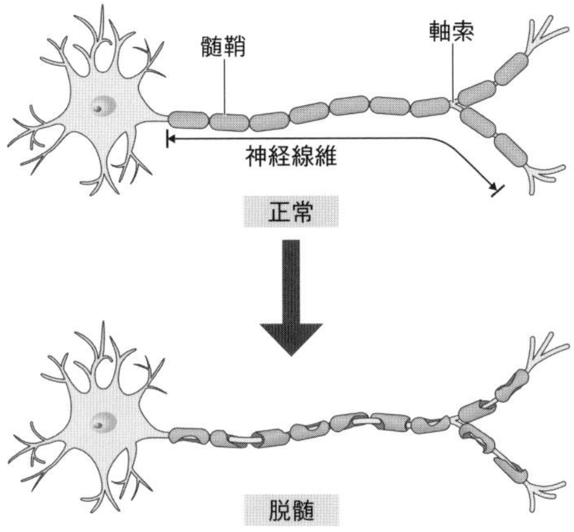

図11-1 脱髄性疾患

脱髄性疾患とは何でしょうか．有髄神経線維《ゆうずいしんけいせんい》には，神経線維に髄鞘《ずいしょう》が取り巻いています．この髄鞘が変性・脱落した状態を脱髄《だつずい》といいます．**図11-1** 上は正常な髄鞘ですが，**図11-1** 下は部分的に欠損しているように描いてありますね．このような状態を脱髄というわけです．そして，中枢神経系にこの脱髄が起こる疾患が，脱髄性疾患と呼ばれています．

次に，多発性硬化症の病態です(**図11-2**)．多発性硬化症は再発と寛解《かんかい》(一時的に病状が改善すること)を繰り返しつつ，徐々に進行していく疾患です．こうした病態を時間的《じかんてき》・空間的多発性《くうかんてきたはつせい》といいます．

また，中枢神経系に加え，視神経《ししんけい》の障害が起こるのも特徴です．では，どのように視神経が障害されるのでしょうか．多発性硬化症では，眼球のすぐ後面で脱髄が起こります．これを球後視神経炎《きゅうごししんけいえん》といいます．その結果，視力の低下や視野欠損が起こってしまいます．

次に，多発性硬化症のMRI所見を見てみましょう(**図11-3**)．多発性硬化症では，白質の領域に脱髄がみられます．実際にMRIでも，白質の領域に高吸収域《こうきゅうしゅういき》，つまり白く見える部分が明瞭《めいりょう》に現れます．

以上を踏まえてもう一回，問題の選択肢を見てみましょう．1番の「脱髄

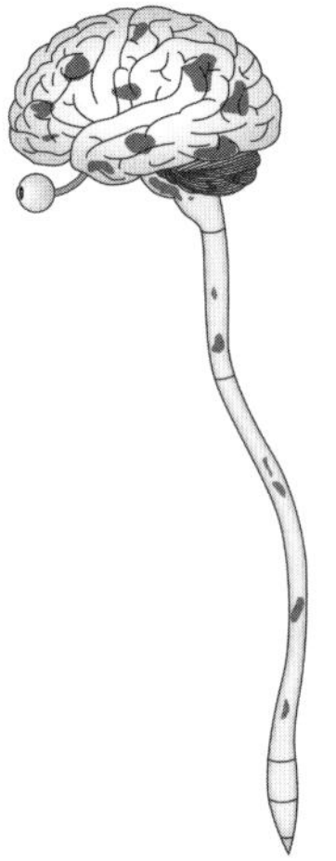

図11-2　多発性硬化症

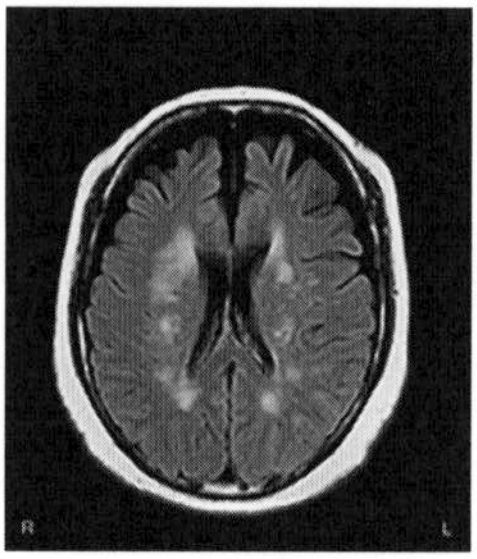

図11-3　多発性硬化症のMRI画像

病変が多発する」，これは正解でした．2番の「髄液中のIgGは低下する」，これは低下ではなく，上昇でしたね．3番の「視力低下」，これは網脈絡膜炎ではなく，球後視神経炎によるものでした．4番の「MRI」，これは先ほど**図11-3**で示したとおり，脱髄の領域が高吸収域にみられましたよね．ですので，病変の検出には有用となります．5番の「末梢神経」は，原則として障害されません．

いずれの疾患も，臨床的に非常に重要な疾患です．しっかりと，それぞれの病態を理解していきましょう．

神経伝達物質

第12講，神経伝達物質です．まず設問から見てみましょう．第106回（2016年度）の問題です．

第106回（2016年度）午後・第11問　必修

問．神経伝達物質はどれか。

1．アルブミン
2．フィブリン
3．アセチルコリン
4．エリスロポエチン

こちらは，3番の「アセチルコリン」が正解となります．

伝導と伝達

では，神経伝達物質とは何かを説明する前に，伝導と伝達，この違いについて学びましょう．刺激は電気的な興奮として，神経細胞の末端へと伝わっていきます．この現象を伝導《でんどう》といいます．第10講の**図10–3**下は有髄神経線維の模式図ですが，特に有髄神経線維の場合，活動電位は跳躍伝導《ちょうやくでんどう》という形式で末梢に向かって伝わっていました．ですが，シナプスという部分では伝導ではなく，伝達《でんたつ》が行われています．まず，このシナプスとは何なのでしょうか．神経細胞と神経細胞の間の接合部分，これがシナプスと呼ばれています．そして，このシナプスの隙間の部分をシナプス間隙《かんげき》といいますが，ここ

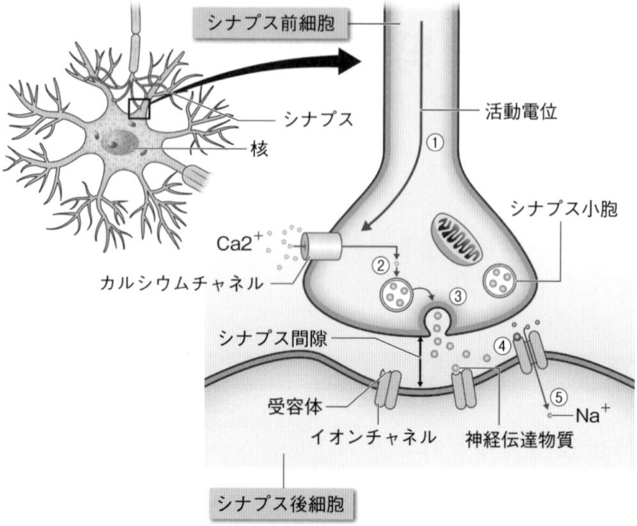

図12-1 興奮性シナプスにおける興奮の伝達

では，神経伝達物質《しんけいでんたつぶっしつ》による「伝達」によって興奮が次の細胞へと伝えられています．伝導ではありませんので注意してください．

神経伝達物質による伝達

では，この神経伝達物質による伝達の機序について，見ていきましょう．**図12-1**の①～⑤に沿って説明していきます．

①活動電位が神経終末の末端部に達するとカルシウムチャネルが開き，カルシウムが流入してきます．②このカルシウムがシナプス小胞《しょうほう》（神経伝達物質を包んでいる構造物）を刺激します．③シナプス小胞が開口し，神経伝達物質がシナプス間隙《かんげき》へと放出されます．④⑤この神経伝達物質が受容体と結合し，その結果として伝達が行われています．

神経伝達物質の種類と効果器

先ほどの設問は3番の「アセチルコリン」が正解ですが，ちなみに1番の「アルブミン」は血漿タンパク質です．2番の「フィブリン」は血液の組成のひとつで，線維素《せんいそ》と呼ばれているものです．4番の「エリスロポエチン」は腎臓から分泌されるホルモンの名称です．

続いて第107回（2017年度）の問題です．

第107回（2017年度）午後・第70問

問．神経伝達物質と効果器の組合せで正しいのはどれか。

1．γ-アミノ酪酸〈GABA〉—気管
2．アセチルコリン—瞳孔散大筋
3．アドレナリン—血管
4．セロトニン—心筋
5．ドパミン—汗腺

こちらは3番の「アドレナリン—血管」の組み合わせが正解です．

では，各神経伝達物質の種類，名称およびその効果器《こうかき》を見ていきましょう（**表12-1**）．

γ《ガンマ》-アミノ酪酸《らくさん》（GABA）は，脳内における抑制性の主要な伝達物質です．また，アセチルコリンは交感神経の節前線維，副交感神経の節前線維・節後線維，運動神経を効果器としています．ここで，この節前線維《せつぜんせんい》・節後線維《せつごせんい》という用語について補足したいと思います．中枢から出た神経は，効果器に直接達するのではなく，神経節《しんけいせつ》という部分を一度形成してから末梢に向かいます．この神経節よりも中枢寄りの神経線維は節前線維と呼ばれ，逆に神経節よりも遠位の神経線維，つまり効果器に向かっていく神経線維を節後線維といいます．

次のアドレナリン，これは血管平滑筋に作用します．厳密にいえば，α1

表12-1　神経伝達物質の種類

名称	効果器
γ-アミノ酪酸(GABA)	脳内における主要な抑制性伝達物質
アセチルコリン	交感神経の節前線維，副交感神経の節前・節後線維，運動神経
アドレナリン	血管平滑筋に作用する(α1受容体：収縮，β2受容体：弛緩)
ノルアドレナリン	交感神経の節後線維
セロトニン	中枢神経
ドーパミン(ドパミン)	中脳黒質，線条体

受容体には収縮，β2受容体には弛緩という働きがあります．ノルアドレナリンの効果器は交感神経の節後線維です．そしてセロトニンは中枢神経系に働く物質，ドーパミン(ドパミン)は中脳の黒質および線条体に働く神経伝達物質となります．

ということで，設問は3番の「アドレナリン—血管」が正解です．

運動神経と筋細胞の関係

次は，第108回(2018年度)の問題です．

第108回(2018年度)午前・第84問

問．アセチルコリンで収縮するのはどれか。2つ選べ。

1．心筋
2．排尿筋
3．腓腹筋
4．立毛筋
5．瞳孔散大筋

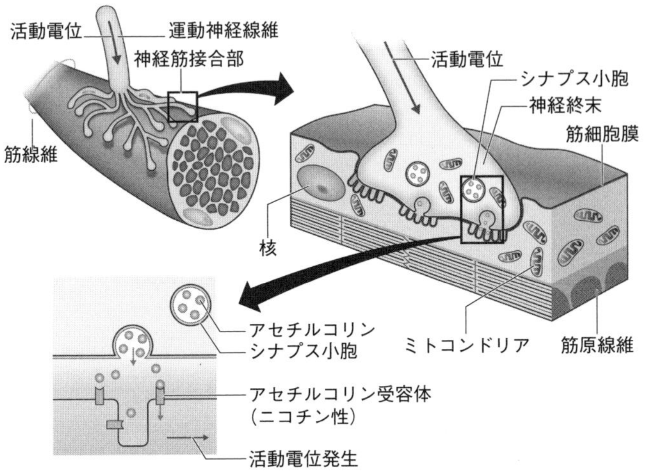

図12-2 神経筋接合部

こちらは2番の「排尿筋」と3番の「腓腹筋」が正解となります.

1番の「心筋」は刺激伝導系，いわゆる特殊心筋によって収縮する構造物です．2番の「排尿筋」は副交感神経，3番の「腓腹筋」は運動神経によって収縮します．4番の「立毛筋」，5番の「瞳孔散大筋」は交感神経によって収縮が起こるのですが，なぜ2番と3番がアセチルコリンによって収縮が起こるのか，見ていきましょう.

まず，運動神経《うんどうしんけい》と筋細胞《きんさいぼう》の関係性を見てみましょう．運動神経の末端部と筋細胞の接合部を神経筋接合部《しんけいきんせつごうぶ》といいます（**図12-2**）．先ほどは神経細胞と神経細胞をつないでいる部分の名称が，シナプスであると説明しました．筋細胞の場合はこの接続部分は神経筋接合部という名称になります．活動電位が運動神経を伝導し，末端部まで伝わるとシナプス小胞から神経伝達物質，当然ながらアセチルコリンが分泌され，伝達が行われます.

今一度，アセチルコリンの働きを見てみましょう．アセチルコリンは交感神経においては節前線維，副交感神経では節前・節後線維，そして運動神経を効果器としています．ですので，アセチルコリンによって収縮が起こるの

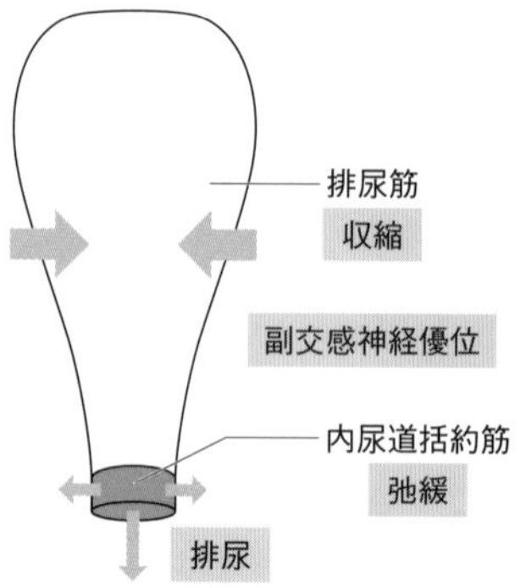

図12-3　排尿に関わる筋肉と神経支配

は副交感神経《ふくこうかんしんけい》によって支配されている構造物，そして運動神経によって支配される骨格筋《こっかくきん》となるわけです．ちなみに交感神経における節後線維の神経伝達物質はノルアドレナリンでしたね．

まず3番の「腓腹筋《ひふくきん》」は運動神経によって支配されています．2番の「排尿《はいにょう》筋《きん》」は副交感神経によって収縮します．これはどういうことかといいますと，排尿筋というのは膀胱壁《ぼうこうへき》，つまり膀胱の壁を構成する筋です．そして膀胱の出口の部分には内尿道括約筋《ないにょうどうかつやくきん》と外尿道括約筋《がいにょうどうかつやくきん》があります．外尿道括約筋は体性神経支配です．ここでは，排尿筋と内尿道括約筋との関係性を説明します（**図12-3**）．マヨネーズのボトルをイメージして，ボトルの出口を下に向けたときに，ボトルのふくらんでいる部分を排尿筋だと思ってください．出口のキャップ部分が内尿道括約筋です．副交感神経が働いて尿を出すときには，下のふたを開いて上の部分を絞ればマヨネーズが出ますね．ですから副交感神経が働いているときには内尿道括約筋は弛緩，排尿筋は収縮ということになります（蓄尿の際には，逆の現象が起こります）．

以上のように，神経伝達物質の定義をしっかり理解したうえで，どれがどのように働くのか，しっかりと押さえていきましょう．

神経伝達物質が関わる疾患

第13講，神経伝達物質が関わる疾患です．まず設問を見てみましょう．第103回（2013年度）の問題です．

第103回（2013年度）午後・第35問

問．重症筋無力症について正しいのはどれか。

1．筋肉の障害に起因する。
2．手術療法は甲状腺摘出である。
3．特徴的な症状は眼瞼下垂である。
4．クリーゼが発症した時は抗コリンエステラーゼ薬を投与する。

これは，3番の「特徴的な症状は眼瞼《がんけん》下《か》垂《すい》である」が正解となります．

重症筋無力症

ではまず，重症筋《じゅうしょうきん》無《む》力症《りょくしょう》とはどのような疾患なのか，見ていきましょう（**図13-1**）．神経筋接合《しんけいきんせつごう》部《ぶ》，すなわち運動神経と筋細胞のあいだの接合部の障害によって神経から筋への神経伝達の障害が起こる疾患が重症筋無力症です．外眼筋の筋力低下による眼瞼《がんけん》下《か》垂《すい》（まぶたの下垂）や顔面・四肢の筋力《きんりょく》低《てい》下《か》，筋の易《い》疲《ひ》労性《ろうせい》（病的に疲労しやすくなった状態）を主症状としています．健常者では，運動神経の末端からアセチルコリンが分泌され，それがアセチルコリン受容体へと伝わり伝達《でんたつ》が行われています．ところが，ここに抗《こう》アセチルコリン受容体抗体《じゅようたいこうたい》というものが発生してしまい，伝達が円滑に行わ

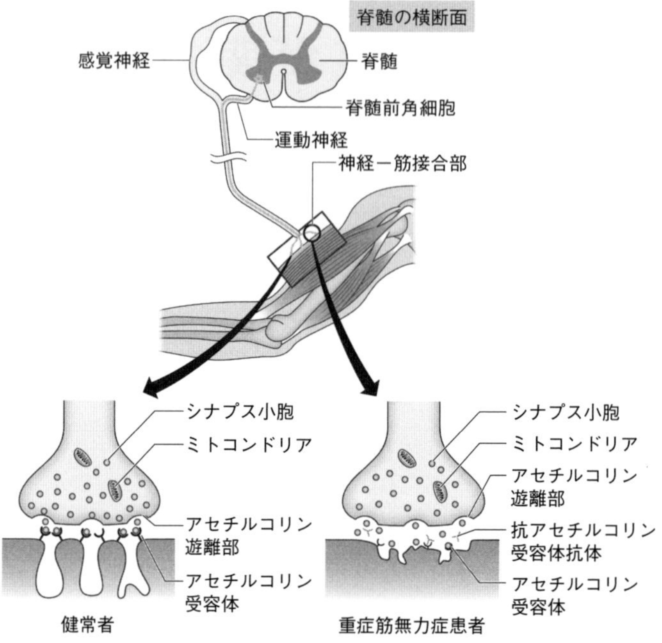

図13-1 重症筋無力症の障害部位

れなくなる状態が重症筋無力症の特徴です.

重症筋無力症のほか，関節リウマチ，全身性エリテマトーデス，バセドウ病などの疾患を総称し，自己免疫疾患《じこめんえきしっかん》と呼びます．この自己免疫疾患とは何なのかも，しっかり押さえておきましょう．自己の組織成分に対して抗体(自己抗体《じここうたい》)が病的に産生された結果，炎症や組織障害が起こってしまう疾患が自己免疫疾患です．当然ながらこういった抗体は健常者でも必要分は産生されますが，それが病的に過剰に産生されてしまった場合に起こってしまうのが自己免疫疾患です．特に重症筋無力症では，血液中に前述の抗アセチルコリン受容体抗体が出現してしまうわけです.

今一度，**図13-1** を見てみましょう．アセチルコリン受容体が抗アセチルコリン受容体抗体によって攻撃されるため，アセチルコリンが放出されてもこの受容体が受け取れず，筋の収縮が起こりにくくなってしまう，これが重症筋無力症の病態です．その結果として，前述した筋力低下や易疲労性，こういった症状が出現してしまいます．ですので，設問の選択肢の１番の「筋肉の障害に起因している」わけではありません．また２番の「手術療法は甲状腺摘出である」とありましたが，この甲状腺摘出は甲状腺がんやバセドウ病などといった疾患の際に用いられる治療法です．そして３番の眼瞼下垂は，こちらは前述したように外眼筋の筋力低下の結果として起こります．

最後に，４番の選択肢にあったクリーゼについて説明します．感染，ストレス，薬物などによって急激に呼吸困難を起こす状態をクリーゼと呼びます．重症筋無力症の重症例では，呼吸筋の麻痺によってこのクリーゼが起こる場合があります．また，軽症例などでは抗《こう》コリンエステラーゼ薬《やく》が用いられますが，過量によってクリーゼを起こしてしまう場合があります．ですので，４番の「抗コリンエステラーゼ薬を投与する」は誤りとなるわけです．

うつ病

続いて，第103回（2013年度）の問題です．

第103回（2013年度）追試　午後・第81問

問．うつ病に最も関連が強い神経伝達物質はどれか。

1．ドパミン
2．セロトニン
3．グルタミン酸
4．アセチルコリン
5．γ-アミノ酪酸

これは，２番の「セロトニン」が正解となります．
では，うつ病と神経伝達物質の関係性を見ていきましょう．

うつ病《びょう》は気分障害《きぶんしょうがい》の一種で，精神症状《せいしんしょうじょう》（気分が落ち込む，何をしても楽しめないなど）とともに，身体症状《しんたいしょうじょう》（眠れない，食欲がない，疲れやすいなど）が現れ，日常生活に支障をきたす病態を示しています．セロトニン作動系《さどうけい》やノルアドレナリン作動系《さどうけい》の神経伝達物質《しんけいでんたつぶっしつ》の代謝異常によって起こると考えられています．

あわせてうつ病の4つの症状も見てみましょう．1つ目は抑《よく》うつ気分《きぶん》です．特別な理由がなくても憂《ゆう》うつに感じ，気分がふさいでしまう，罪悪感を訴える場合もあります．2つ目は精神運動静止《せいしんうんどうせいし》です．物事への興味・意欲が低下し，周囲に対して無関心になります．3つ目は不安《ふあん》・焦燥感《しょうそうかん》です．極度の不安感により，一人でいることをいやがります．また落ち着きがなく，座っていられなくなります．4つ目は自律神経症状《じりつしんけいしょうじょう》です．不眠，食欲不振，体重減少，だるさ，消化不良，便秘などが起こります．

高齢者のうつ病

第110回（2020年度）の問題です．

第110回（2020年度）午後・第52問

問．高齢者のうつ病の症状はどれか。

1．意識障害
2．知能低下
3．歩行障害
4．強い不安感

とありますが，こちらは4番の「強い不安感」が正解となります．

もう1問，関連した問題を見ておきましょう．第99回（2009年度）の問題です．

第99回（2009年度）午後・第60問

問．高齢者のうつ病の特徴はどれか。

1．認知機能への影響はない。
2．不安を訴えることはまれである。
3．悲哀感を強く訴えることが多い。
4．身体の不調を強く訴えることが多い。

こちらは4番の「身体の不調を強く訴えることが多い」が正解となります．

では，高齢者のうつの特徴を見てみましょう．高齢者のうつでは，身体疾患の慢性化，健康の喪失，配偶者や友人との死別，子どもたちの独立，仕事からの引退などの喪失体験が原因となることが多いです．また高齢者の場合，抑うつ気分よりも，身体症状や行動・思考の抑制が起こる傾向があります．

※また，悲哀よりも不安感を強く訴えることが多いです．

ということで，先ほどの2つの設問は「強い不安感」，そして「身体の不調を強く訴えることが多い」，これらが正解となったわけです．

神経伝達物質とはそもそもどういった機能だったのでしょうか．それを踏まえたうえで，各疾患のポイントを押さえておきましょう．

Parkinson（パーキンソン）病

第14講，Parkinson（パーキンソン）病．疾患問題です．

ではまず，パーキンソン病とはどのような疾患なのか見ていきましょう（**図14-1**）．

パーキンソン病の病態

パーキンソン病《びょう》は，安静時振戦《あんせいじしんせん》，無動《むどう》，筋強剛《きんきょうごう》もしくは固縮《こしゅく》，姿勢反射障《しせいはんしゃしょう》害《がい》などの運動障害を主症状とする神経変性疾患《しんけいへんせいしっかん》です．いずれも難しい用語に思えるかもしれませんが，後ほどひとつずつ説明していきます．

パーキンソン病とは，中脳《ちゅうのう》の黒質《こくしつ》が変性してドーパミン（ドパミン）の分泌量が減少した結果，発症する疾患です．**図14-1**左が健常者の中脳で，左右に黒質と呼ばれる部分が存在しています．**図14-1**右がパーキンソン病患者の中脳で，こちらは黒質が変性しています．この黒質にはドーパミンを分

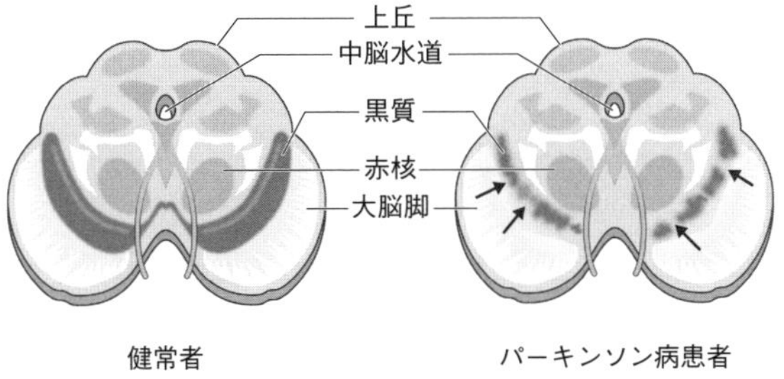

図14-1　中脳の病理所見

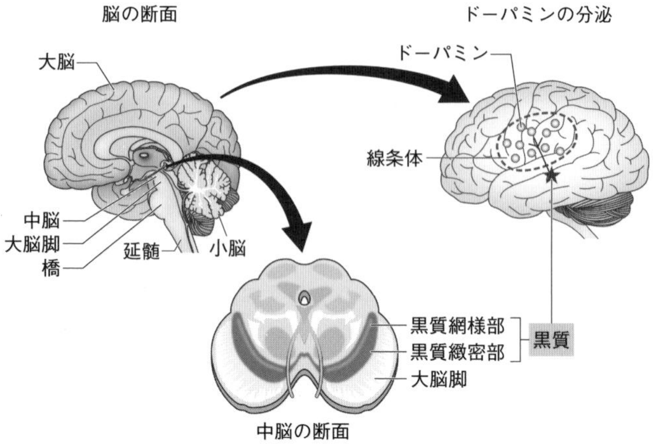

図14-2　パーキンソン病の病理所見

泌する機能があり，この領域が変性すると当然ながらドーパミンの分泌量は減少してしまうわけです．

ではドーパミンと中脳の黒質の関係性を，もう少し掘り下げてみましょう（**図14-2**）．ドーパミンとは神経伝達物質《しんけいでんたつぶっしつ》のひとつです．このドーパミンが線条体《せんじょうたい》のドーパミン受容体《じゅようたい》と結合した結果として，身体は円滑な運動，滑《なめ》らかな運動を行うことができます．

つまり，パーキンソン病は中脳黒質の変性が起こってしまうことにより，この円滑な運動が障害されてしまうわけです．

パーキンソン病の4大症状

ここで，冒頭でも説明しましたパーキンソン病の病態である4大症状について見てみましょう．まずは「安静時振戦《あんせいじしんせん》」です．振戦とは，身体が震《ふる》えてしまうこと，揺《ゆ》れてしまうことを示します．特に手足の震え，これが安静時もしくは静止時，止まっている状態で起こってしまいます．さらには丸薬丸《がんやくまる》め様振戦《ようしんせん》といい，指で薬を丸めるような四肢の動きが起こってしまう振戦もみられます．

つぎは「無動《むどう》」といって，身体の動きが乏《とぼ》しくなってくる症状です．また，まばたきが減少し，表情も乏しくなります．その結果として仮面様顔貌《かめんようがんぼう》という症状がみられます．

続いて，「筋強剛《きんきょうごう》※」です．これには歯車現象と鉛管《えんかん》現象という2つの症状があります．歯車現象《はぐるまげんしょう》とは，他動的に関節を動かすと，がくがくとした抵抗感がみられる症状です．そして鉛管現象《えんかんげんしょう》は，関節を動かした際に，持続的な抵抗感を感じる症状です．

※固縮《こしゅく》と記載される場合もあります．

もう少し具体的に説明しますと，1つ目の歯車現象では，パーキンソン病患者の方の手の関節を他動的に伸ばすとき，歯車のようにガクンガクンと抵抗感がみられます．

2つ目の鉛管現象，鉛《なまり》の管《くだ》と書いて鉛管です．皆さんは鉛の管を曲げたことがありますか？ あまり経験がないとは思いますが，鉛の硬い管を曲げるかのような持続的な抵抗感が終始感じられるのが，鉛管現象の特徴です．

そして4大症状の4番目が「姿勢反射障害《しせいはんしゃしょうがい》」です．姿勢が前傾位《ぜんけいい》になってしまい，歩いているうちに早足になってしまうことを突進歩行《とっしんほこう》と呼びます．また，足がすくんで1歩が出にくくなる現象はすくみ足《あし》と呼ばれています．突進歩行・すくみ足などといった姿勢反射障害が起こることにより，転倒リスクが著しく増大します．またこれらの症状は発症初期では片側性《へんそくせい》，つまり片側のみ起こり，2～3年を経て両側性へと移行していく傾向がみられます．

では，ここまでを踏まえて問題を見てみましょう．第101回（2011年度）の問題です．

第101回（2011年度）午後・第30問

問．Parkinson〈パーキンソン〉病の症状で正しいのはどれか。

1．症状は対称性である。
2．羽ばたき振戦がみられる。
3．四肢の筋肉は弛緩する。
4．動作が緩慢である。

とありますが，これは円滑な動きが障害されるので，4番の「動作が緩慢《かんまん》である」が正解となります．ちなみに「羽ばたき振戦《しんせん》」は「肝性脳症」という疾患でみられる症状です．「動作が緩慢」というのは4大症状でいうところの「無動」に相当するわけですね．

ではもう1問見てみましょう．第104回（2014年度）の問題です．

第104回（2014年度）午後・第61問

問．Parkinson〈パーキンソン〉病の症状について正しいのはどれか。

1．満月様顔貌になる。
2．腕を振らずに歩く。
3．後ろに反り返って歩く。
4．頭を左右に大きく振る。

とありますが，これは2番の「腕を振らずに歩く」が正解となります．この選択肢の内容は，筋強剛（固縮）の影響による現象ですね．そして選択肢1

番は満月様顔貌ではなく，仮面様顔貌であれば正解でした．ちなみに満月様顔貌とは，プレドニゾロン(副腎皮質ステロイド薬)の副作用，もしくはクッシング症候群において特徴的にみられる現象です．

以上のように，パーキンソン病は4大症状を中心に，しっかりと整理して覚えておきましょう．

自律神経

神経の分類

第15講，自律神経です．まず自律神経の学習に先立って，末梢神経について学習しておきましょう．

脳と脊髄からなる中枢神経《ちゅうすうしんけい》に対し，脳と脊髄からそれぞれ末梢に向かう脳《のう》神経《しんけい》と脊髄神経《せきずいしんけい》をあわせて末梢神経《まっしょうしんけい》といいます．さらに末梢神経は，機能によって体性神経と自律神経に区分されます．

体性神経《たいせいしんけい》とは皮膚や筋などを支配する神経で，さらに感覚神経《かんかくしんけい》（求心神《きゅうしんしん》経《けい》）と運動神経《うんどうしんけい》（遠心神経《えんしんしんけい》）に分けられます．ここがポイントなので押さえておきたいのですが，たとえば私が皆さんの手をくすぐったとします．そうすると「くすぐったい」という感覚を我々は感知しますよね？ なぜそうなるかというと，手のくすぐられた部分で感知した感覚が脳へと伝わって，我々はこの触覚（触圧覚）を感じるのです．そのため，感覚神経は求心神経とも呼ばれています．では皆さん，次は手を挙げてみてください．手を挙げるという動作は，私が言った指示を聴覚が感知して，そのうえで体性運動野から情報が下りて手を挙げたわけです．ですから運動神経は，遠心神経と呼ぶことができます．

そして，今回の主題でもあります自律神経《じりつしんけい》は，内臓や血管を支配する神経です．自律神経は，交感神経と副交感神経の2種類に分けることができます．

交感神経《こうかんしんけい》とは，身体活動が盛《さか》んになった際に諸臓器・組織をその状態に適応させるために働く神経です．一方，副交感神経《ふくこうかんしんけい》は身体がリラックスした状態で働く神経です．すなわち，この交感神経と副交感神経は対《つい》の作用をもっているわけです．

また，意思とは無関係に，反射によって各臓器を調整することを自律性といいますが，身体における大半の臓器は，この交感神経と副交感神経の両方が支配しています．これを自律神経による二重神経支配《にじゅうしんけいしはい》と呼びます．

自律神経の全身分布

では，自律神経のうち，まずは交感神経がどのような形で全身に分布しているのかを説明します．

交感神経の主要部は，交感神経幹《こうかんしんけいかん》と呼ばれる部位です．これは脊柱の両側にある約20個の幹神経節《かんしんけいせつ》が，節間枝《せつかんし》という部位によって接続されることによって交感神経幹という構造になっています．

また，中枢神経から幹神経節まで向かう線維を節前線維《せつぜんせんい》，そして幹神経節から働かされる部分である効果器《こうかき》まで向かう線維を節後線維《せつごせんい》といいます．

交感神経の節前線維は，第1胸髄～第2腰髄の高さから起こり，交感神経幹に入っていきます．

では，効果器まで向かう線維である節後線維が，どのように全身に分布をしているのか，**図15-1**で見てみましょう．

節後線維の行き先は5つのパターンに分けられます．まず，①体壁《たいへき》(上肢・下肢を含む)に向かって分布します．また，②頭頸部《とうけいぶ》にも分布しています．ですが，この交感神経の節前線維は胸髄～腰髄の領域からしか起こっていませんよね？ では，頭頸部の領域にどのように向かっているかというと，上頸神経節《じょうけいしんけいせつ》・中頸神経節《ちゅうけいしんけいせつ》・下頸神経節《かけいしんけいせつ》という構造が上方へ伸びて分布する形になっています．さらに，一部の線維は③心臓《しんぞう》や④骨盤内臓《こつばんないぞう》にも分布しています．また，⑤腹部内臓《ふくぶないぞう》に分布する領域に関しては，腹腔神経節《ふくくうしんけいせつ》，上腸間膜《じょうちょうかんまく》動脈神経節《どうみゃくしんけいせつ》・下腸間膜動脈神経節《かちょうかんまくどうみゃくしんけいせつ》というものを介して分布をしています．

では，次は，副交感神経の分布です．副交感神経の節前線維は，以下の部分から起こっています．

まずは一部の脳神経．すなわち動眼神経《どうがんしんけい》，顔面神経《がんめんしんけい》，舌咽神経《ぜついんしんけい》，そして迷《めい》走神経《そうしんけい》の4種類です．特に迷走神経に関しては，非常に広い範囲の臓器に分布しています(第8講参照)．

そして，骨盤内臓神経《こつばんないぞうしんけい》(骨盤神経)は第2～4仙骨神経から起こっており，

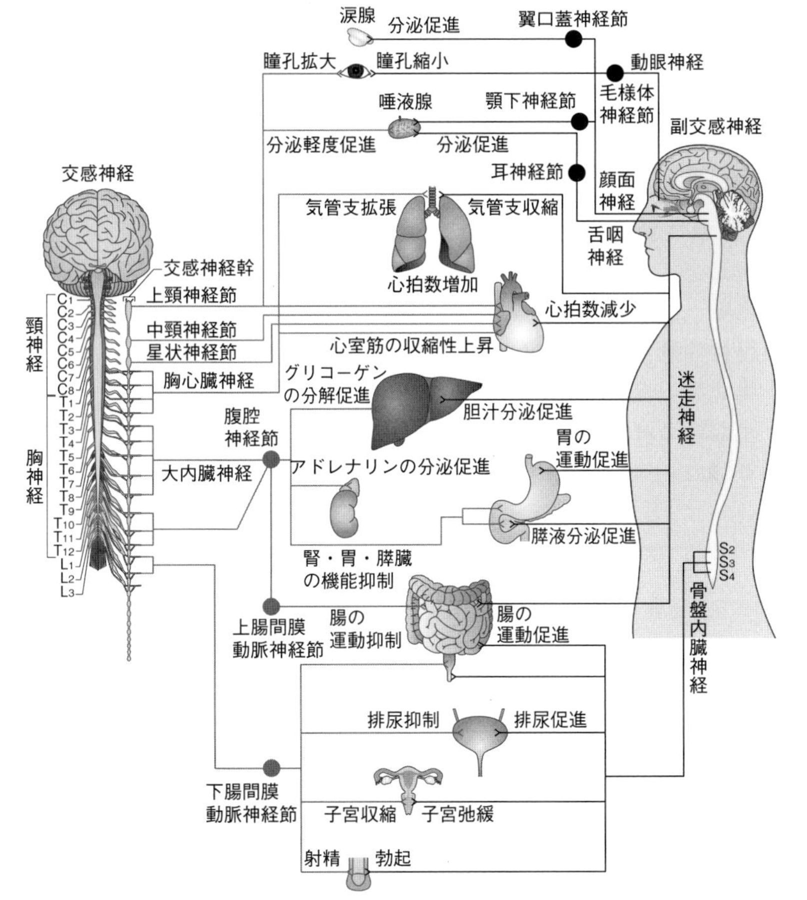

図15-1 自律神経の働き

その名称のとおり骨盤内臓を支配しています．

交感神経と副交感神経の各作用

では，問題を見てみましょう．第109回（2019年度）の問題です．

第109回（2019年度）午前・第81問

問．交感神経の作用はどれか。2つ選べ。

1．散瞳
2．精神性発汗
3．腸蠕動の促進
4．排尿筋の収縮
5．グリコーゲン合成の促進

とありますが，こちらの正解は1番の「散瞳《さんどう》」，そして，2番の「精神性発《せいしんせいはっ》汗《かん》」です．

続いて，第102回（2012年度）の問題です．

第102回（2012年度）午後・第81問

問．副交感神経の作用はどれか。2つ選べ。

1．瞳孔の散大
2．発汗の促進
3．心拍数の低下
4．気管支の拡張
5．消化液の分泌亢進

こちらは，3番の「心拍数の低下」，そして，5番の「消化液の分泌亢進」が

表15-1 各効果器における自律神経の作用

	交感神経	副交感神経
瞳孔	散瞳《さんどう》（散大）	縮瞳《しゅくどう》（縮小）
発汗（汗腺）	分泌	—
腸蠕動《ちょうぜんどう》	抑制	促進
肝臓	グリコーゲン分解	グリコーゲン合成
消化腺	分泌抑制	分泌促進
心臓	心拍・心収縮力増加	心拍・心収縮力減少
気管支	弛緩《しかん》（拡張）	収縮
排尿筋	弛緩	収縮
膀胱	蓄尿促進	排尿促進

正解です．

このように，交感神経と副交感神経の作用は，看護師国家試験に非常に高頻度で出題されます．では，その覚えるポイントを説明します．交感神経は興奮した状態で働く神経であり，副交感神経はリラックスした状態で働く神経です．そのため，「交感神経が働いたら収縮，副交感神経が働いたら弛緩かな」と思ってしまいがちですが，そうではありません．そこを前提として，各構造物，効果器と自律神経の作用を見ていきましょう（**表15-1**）．

瞳孔《どうこう》については，交感神経の作用によって散瞳《さんどう》（瞳孔の散大），副交感神経の働きによって，縮瞳《しゅくどう》（瞳孔の縮小）が起こります．

発汗《はっかん》，汗腺《かんせん》に関しては，交感神経の働きによって，分泌が促進します．

腸蠕動《ちょうぜんどう》は，交感神経の働きによって抑制，副交感神経の働きによって促進されます．

肝臓《かんぞう》では，交感神経の働きによってグリコーゲン分解，副交感神経の働きによってグリコーゲン合成がなされます．

消化腺《しょうかせん》は交感神経の働きで分泌抑制，副交感神経の作用で分泌促進となります．特に消化器系は，興奮した状態ではなく，リラックスした状態で積極的に働くと覚えてください．

心臓《しんぞう》は，交感神経が働くと心拍・心収縮力増加となり，そして副交感神経の働きは逆で減少が起こります．興奮した状態で心拍数や心収縮力は増加します．

気管支《きかんし》は，交感神経によって弛緩（拡張），副交感神経の作用によって収縮します．「気管支は交感神経で収縮かな？」と思うかもしれませんが，考えてみれば，これから戦うぞというときには，気合いを入れて大声を出しますよね．ですから，交感神経の働きによって弛緩するというわけです．もしも収縮してしまうのであれば，大きな声は出せません．ここは国家試験によく出るので押さえてくださいね．

排尿筋《はいにょうきん》は，交感神経の作用によって弛緩，副交感神経の働きによって収縮します．

膀胱《ぼうこう》は，交感神経の働きによって蓄尿促進，副交感神経の働きによって排尿促進となります．さて，尿を排出するのは，興奮したときですか？ リラックスした状態ですか？ もちろん，リラックスした状態ですね．興奮した状態では用を足せません．ですから，興奮した状態の交感神経では蓄尿，副交感神経では，逆に排尿促進となるのです．ではこの排尿筋とは何でしょうか？ これは，膀胱の壁の筋肉を示しています．ですから，膀胱の壁は，尿を溜めるときには緩《ゆる》み，逆に出すときには，収縮してぎゅっと絞《しぼ》るわけですね．

副交感神経を含む脳神経

次に，第108回（2018年度）の問題です．

第108回（2018年度）午後・第82問

問．副交感神経を含む脳神経はどれか。2つ選べ。

1．嗅神経
2．視神経
3．動眼神経
4．三叉神経
5．迷走神経

とありますが，こちらは，3番の「動眼神経」，そして，5番の「迷走神経」が正解です．

続けて第110回（2020年度）の問題です．

第110回（2020年度）午後・第82問

問．副交感神経を含む脳神経はどれか。2つ選べ。

1．動眼神経
2．三叉神経
3．内耳神経
4．迷走神経
5．舌下神経

とありますが，正解は1番の「動眼神経」と4番の「迷走神経」です．

この副交感神経を含む脳神経についても，非常に高頻度で出題される内容です．先ほど説明したとおり，副交感神経が分布する脳神経は動眼神経《どうがんしんけい》，顔《がん》面神経《めんしんけい》，舌咽神経《ぜついんしんけい》，迷走神経《めいそうしんけい》です．脳神経はⅠ～Ⅻまでの番号が各神経に割り振られています．その中のⅢ，Ⅶ，Ⅸ，Ⅹが副交感神経を含む枝です．脳神経の順番をしっかり覚えたうえで，語呂合わせで覚えてください．ⅨとⅩを入れ替えて，「ミナトク（Ⅲ，Ⅶ，Ⅹ，Ⅸ）」です．「ミナトク」と覚えると，脳神経を12種数えて当てはめれば想起できます．

以上のように，自律神経に関しては，非常にさまざまな形で高頻度に出題されるポイントとなっていますので，構造と分布，それから各効果器に対する働き，これらをしっかりと押さえておきましょう．

視床下部

第16講，視床下部です．ではまず視床下部とは何かについて述べる前に，視床下部に関係する間脳の構造から見ていきましょう．

間脳の構造と位置関係

間脳《かんのう》は，中脳の上方かつ左右の大脳半球《だいのうはんきゅう》の間にある灰白質のかたまりです（第1講**図1–3**参照）．その名前のとおり，ちょうど左右の大脳半球の間に位置しているわけですね．間脳というのは，左右の視《し》床《しょう》が合わさった構造になっています．この視床のちょうど下方の領域が視《し》床《しょう》下《か》部《ぶ》と呼ばれる部位です．そして左右の視床が合わさった，すなわち間脳の間の領域が第三脳室《だいさんのうしつ》と呼ばれています．

次は水平断でも，間脳の位置を見てみましょう（第5講**図5–2**参照）．ちょうど中央の部分が間脳なのですが，先ほど説明したとおり，左右の視床と，その中央にある第三脳室から構成されています．当然ながらもう少し下の高さには，視床下部があるわけですね．

視床・視床下部の機能

では，視床下部の前に，視床の機能も重要なので見てみましょう（**図16–1**）．視床は，大脳皮質に向かう感覚系の神経経路の中継点です．内側膝状《ないそくしつじょう》体《たい》は聴覚《ちょうかく》，そして外側膝状体《がいそくしつじょうたい》は視《し》覚《かく》の中継を行っています．さまざまな感覚系を担《にな》うのですが，この聴覚と視覚の経路も非常に重要です．

続いて，視床下部の機能を見てみましょう．**表16–1**に挙げたような多くの機能を視床下部は担っています．

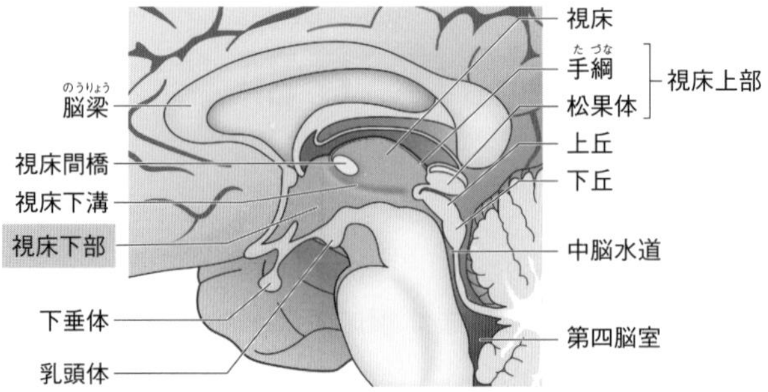

図16-1　間脳と視床下部

表16-1　視床下部の機能

① 生命維持に必要不可欠な本能行動の支配
② 感情に駆り立てられる情動行動の支配
③ 体温調整中枢
④ 性中枢
⑤ 摂食・満腹中枢
⑥ 飲水中枢
⑦ 下垂体の内分泌機能の調節
⑧ 全身の自律機能の調節

以上を踏まえて視床下部に関する設問を見てみましょう．第103回（2013年度）の問題です．

第103回（2013年度）午前・第83問

問．視床下部の機能で正しいのはどれか。2つ選べ。

1．感覚系上行路の中継核
2．長期記憶の形成
3．摂食行動の調節
4．飲水行動の調節
5．姿勢の調節

とありますが，これは３番の「摂食行動の調節」と４番の「飲水行動の調節」が正解となります．１番の感覚系上行路《かんかくけいじょうこうろ》の中継核《ちゅうけいかく》は視床でしたね．

あわせてさらに問題を見てみましょう．第108回（2018年度）の問題です．

第108回（2018年度）午後・第24問　必修

問．体温調節中枢があるのはどれか。

1．橋
2．延髄
3．小脳
4．大脳皮質
5．視床下部

とありますが，もちろん，5番の「視床下部」が正解となるわけです．

先ほども説明しましたが，この視床下部は本能，情動，そして生命維持に関わるような体温調節，摂食・満腹，飲水などの中枢を担っています．これらは人の機能や能力をみるうえでもきわめて重要ですから，少し量が多いですが，しっかりと覚えてください．

体温調節

体温調節の働き

第17講，体温調節です．

まず，体温調節の中枢は視床下部《ししょうかぶ》が担っています．視床下部については第16講でも説明しています．視床下部の働きによって，体温はある一定の基準（セットポイント）になるように調整されています．

以上を踏まえたうえで，熱産生《ねつさんせい》と熱放散《ねつほうさん》について学んでいきましょう．体温を一定に保つためには，熱産生（熱を作ること）と熱放散（熱を下げる・放散すること）の関係が釣り合っていなくてはなりません．また，核心温度《かくしんおんど》（身体の中心部の温度）には直腸温《ちょくちょうおん》が最も近いといわれていますが，やはり臨床的に直腸温を測るのは難しいので，腋窩温《えきかおん》を基準としています．ちなみに日本人の平均的な腋窩温は36.6℃といわれています．

熱産生の要因

では，熱産生はどのような機序で起こるのでしょうか．

まず1番目は身体活動《しんたいかつどう》です．骨格筋《こっかくきん》の収縮によって熱産生が増加します．2番目は特異動的作用《とくいどうてきさよう》です．食物摂取後に代謝が亢進した結果として，熱産生が増加します．3番目はふるえです．寒冷刺激《かんれいしげき》によって骨格筋が振動するように収縮する結果として，熱産生が行われるわけです．4番目として，各種ホルモンの作用があります．甲状腺《こうじょうせん》ホルモンやアドレナリンなどは代謝を亢進させ，熱産生を行う働きをもっています．そして最後，5番目は褐色脂《かっしょくし》肪細胞《ぼうさいぼう》です．新生児の肩甲骨の間や腋窩《えきか》に存在し，交感神経《こうかんしんけい》の作用によって脂肪を分解して熱をつくります．

以上のような働きによって熱産生が行われています．

熱放散の要因

続いて熱放散についてです．

呼吸を行う際，呼気《こき》（息を吐くこと）によって熱放散が起こります．気道や肺胞で加温した空気を呼出《こしゅつ》した結果，熱放散が行われます．次に体表面からの伝導《でんどう》・放射《ほうしゃ》による熱放散があります．外気温は体表面の温度より低いため，伝導・放射によって血液が冷却され，熱放散が行われます．これらの呼吸や皮膚表面からの水分の蒸発を不感蒸泄《ふかんじょうせつ》といいます．3番目は，発汗《はっかん》による熱放散です．体表面の水分が蒸発した結果，体温の低下が起こります．なお，精神性発汗《せいしんせいはっかん》（精神的緊張による発汗で，手掌・足底・鼻・腋窩などで起こる）は，熱放散には影響しません．

では設問を見てみましょう．第105回（2015年度）の問題です．

第105回（2015年度）午後・第68問

問．体温に影響しないのはどれか。

1．運動
2．食事
3．ふるえ
4．不感蒸泄
5．精神性発汗

これは，5番の「精神性発汗」が正解です．1番の「運動」，2番の「食事」，これは特異動的作用のことですね．3番の「ふるえ」，ここまではすべて熱産生でした．そして4番の「不感蒸泄」は熱放散でしたね．

続いて，第104回（2014年度）の問題です．

第104回（2014年度）午前・第28問

問．低体温からの回復に伴う生体の反応はどれか。

1．廃用
2．発汗
3．ふるえ
4．乳酸の蓄積

3番の「ふるえ」が正解です．低体温からの回復ですから，熱産生を行う「ふるえ」が正解となります．

体温のセットポイント

最後に，第109回（2019年度）の問題です．

第109回（2019年度）午後・第28問

問．体温のセットポイントが突然高く設定されたときに起こるのはどれか。

1．立毛
2．発汗
3．代謝抑制
4．皮膚血管拡張

これは1番の「立毛」が正解となります．では問題文の「体温のセットポイントが高くなった状態」とはどういった状態なのでしょうか．体温が極端に低くなると，元に戻すために温度を上げなければなりません．その結果として，体温のセットポイントが高くなるわけです．つまり，熱産生を行わなくてはいけないのですね．

先ほどの選択肢にあった「立毛《りつもう》」は，本来であれば熱産生につながる作用です．立毛筋《りつもうきん》の収縮によって立毛，いわゆる「鳥肌」が起こるのですが，本来であれば立毛筋が収縮することによって毛が逆立ち，結果として熱放散を低下させます．ですがヒトの場合は他の動物よりも毛が多くありませんので，熱放散の作用は基本的にはあまりありません．それでも，このような状態では先ほど説明した立毛筋の収縮，そして立毛という現象が起こるわけです．

以上のように，体温の調節の関係性についてもしっかり押さえておいてください．

視覚器

眼球の構造

第18講，視覚器です．では，この視覚器《しかくき》の主たる構造である眼球《がんきゅう》について見ていきましょう．**図18-1**を見てみても，どうでしょうか，覚えるべき部位名が非常に多いですね．ではどこから覚えたらいいのかというと，まずは眼球の3つの「膜」から押さえていきましょう．図中にも「膜」という字が非常に多いですよね．この「膜」とついた部位名をしっかり理解することが，眼球の構造を覚える一番のポイントです．「膜」を制する者は眼球を制すると言っても過言《かごん》ではないかもしれません．

では，眼球外膜《がんきゅうがいまく》，すなわち眼球線維膜《がんきゅうせんいまく》から始めます．これは，角膜《かくまく》と強膜《きょうまく》から構成されています．眼球外膜とは，眼球の外から見える膜です．眼球の外側から見えている部分，すなわち黒目の部分が角膜《かくまく》です．そして，白目の

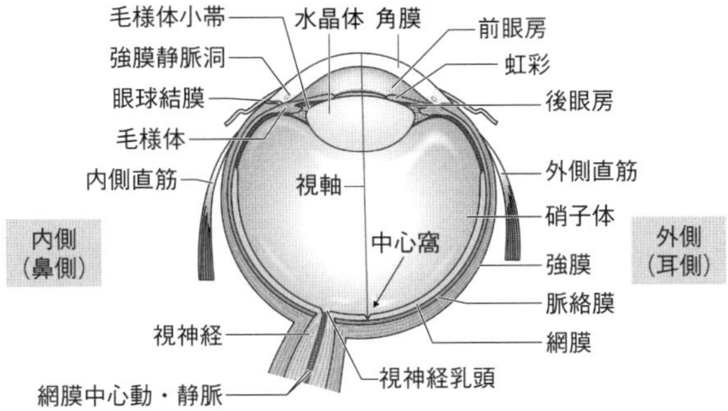

図18-1 眼球の構造（水平断）

部分が強膜《きょうまく》です．

続いて，眼球中膜《がんきゅうちゅうまく》，こちらは眼球血管膜《がんきゅうけっかんまく》もしくはブドウ膜《まく》とも呼ばれ，虹《こう》彩《さい》，毛様体《もうようたい》，脈絡膜《みゃくらくまく》からなります．

そして，眼球内膜《がんきゅうないまく》は網膜《もうまく》と呼ばれている膜です．

眼球中膜の構造と機能

では，眼球中膜について解説します．眼球中膜は少し複雑な構造をしていますので，**図18-1**をしっかり見ながら覚えていきましょう．まず，眼球の表面から見ると，先ほど説明した黒目に相当する角膜《かくまく》，そして，その両側には白目に相当する強膜《きょうまく》が続いています．その奥にあるのが，眼球中膜です．前方の大きく突き出た部分が虹彩《こうさい》，その少し奥にある盛り上がった部分が毛《もう》様体《ようたい》，そして，眼球の裏側まで続くのが脈絡膜《みゃくらくまく》．以上の3部から構成されています．ちなみに，左右の虹彩の間の領域が瞳孔《どうこう》です．

この眼球中膜の構造を，さらに詳しく見ていきましょう．一番手前の突き出た部分である虹彩は，副交感神経支配である瞳孔括約筋《どうこうかつやくきん》と交感神経支配である瞳孔散大筋《どうこうさんだいきん》が分布しています．その名のとおり，瞳孔の大きさを調節し，縮小・散大させる役割をもっています．

毛様体の内部には毛様体筋《もうようたいきん》があり，そこから伸びるのが毛様体小帯《もうようたいしょうたい》（チン小帯《しょうたい》）です．これらは水晶体《すいしょうたい》という眼球のレンズに相当する部分に付着しており，状況に応じてこの厚さを調節する役割をもっています．そして，脈絡膜は強膜の内側に張る薄い膜です．

以上の眼球中膜の構造を踏まえたうえで，前眼房《ぜんがんぼう》と後眼房《こうがんぼう》を押さえていきましょう．

眼球中膜をより拡大して見ると（**図18-2**），虹彩の前方に広い領域があり，また，その奥には少し狭《せま》い領域があります．この前方の領域を前眼房，後方を後眼房と呼んでいます．

前眼房と後眼房は眼房水《がんぼうすい》という液体に満たされています．眼房水は毛様体《もうようたい》上皮《じょうひ》で産生され，強膜静脈洞《きょうまくじょうみゃくどう》と呼ばれる部位で吸収されています．

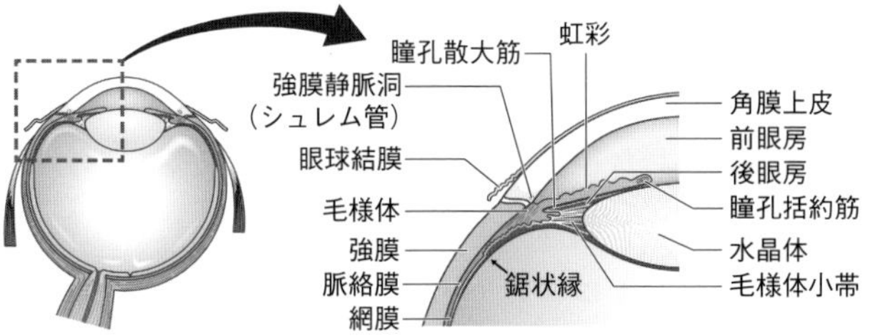

図18-2 眼房部の構造（水平断）

白内障と緑内障

以上を踏まえたうえで，疾患を2つ覚えておきましょう．

1つは白内障《はくないしょう》です．加齢によって水晶体が白濁《はくだく》し，視力が低下する疾患です．水晶体の弾力性がだんだん低下し，白濁してしまうのが白内障の主な病態です．高齢者では，白内障の発症率はきわめて高いですね．私の母も白内障の手術を受けました．一般的に発症する方が多い疾患ではないかと思います．

そしてもう1つは，1文字違いの緑内障《りょくないしょう》です．こちらは，眼房水の吸収障害によって内圧が上昇した状態です．眼房水は，先ほど説明したように前眼房・後眼房の領域を満たしている水分です．この部分の内圧が上昇した結果，視神経の障害や視野欠損が起こり，失明の危険性もある疾患です．

白と緑の1文字違いではありますけれども，発生の機序や病状がまったく違いますので，眼球の構造とあわせてしっかり理解しておきましょう．

眼球内膜の構造と機能

最後は眼球内膜です．眼球内膜とは，すなわち網膜でしたね．眼球の一番奥にある網膜は，視神経《ししんけい》の延長線上の構造物です．眼球からまっすぐに入ってきた一番奥の部分は少しくぼんでおり，中心窩《ちゅうしんか》と呼ばれています．そして，中心窩から直径数mmで広がった領域が黄斑《おうはん》です．いずれも青・緑・赤の3色の光を感知する錐体細胞《すいたいさいぼう》※が多く分布しており，非常に視力が高い部位となっています．

※錐体細胞に対し，明暗の感知は杆体細胞《かんたいさいぼう》によって行われています．

一方で，先ほど説明した視神経が網膜へと移行している部分は，視神経乳《ししんけいにゅう》頭《とう》，もしくは視神経円板《ししんけいえんばん》と呼ばれていますが，こちらには視細胞《しさいぼう》が存在しません．ここが盲斑《もうはん》，もしくは盲点《もうてん》です．つまり，視神経乳頭もしくは視神経円板には視力がないということになります．まとめると，中心窩（黄斑）は視力が高く，視神経乳頭（視神経円板）には視力がありません．視神経乳頭という名称から，少し視力が高い部位かと勘違いしてしまう人がいるかもしれませんが，そうではありませんのでしっかり押さえておきましょう．

眼球内の光の通路

第106回（2016年度）の問題です．

第106回（2016年度）午後・第74問

問．眼球内での光の通路に関与するのはどれか。2つ選べ。

1．強膜
2．脈絡膜
3．毛様体
4．硝子体
5．水晶体

とありますが，こちらは4番の「硝子体」，5番の「水晶体」が正解です．

眼球内の光の通路とは，どういった部位なのでしょうか？ 光が眼球の奥へと入っていくときに通過する眼球の構造物が光の通路ですから，先ほど説明した前眼房の領域の角膜，続いて水晶体，硝子体《しょうしたい》※が光の通路となります．

※水晶体の後方の領域を満たすゼリー状の物質で，眼球の内圧と形状を保つ役割をもつ．

ですので，今回の設問では，水晶体と硝子体が正解となるわけです．

ちなみに，光の通路の領域には，血管は分布していません．もし血管が分布していたら，我々の視野は真っ赤になってしまいますよね．では，この部分は血液ではなく，何によって栄養されているのかというと，先ほど説明した眼房水が栄養しているわけです．

第109回（2019年度）の問題です．

第109回（2019年度）午前・第76問

問．眼球に入る光の量を調節するのはどれか。

1．角膜
2．虹彩
3．瞳孔
4．水晶体
5．毛様体

正解は，2番の「虹彩」です．

虹彩には，瞳孔括約筋，そして，瞳孔散大筋が存在していました．この2つの筋肉は，瞳孔の大きさを調節しています．瞳孔はその大きさを調節することにより，眼球に入る光の量を調節しています．ということで2番が正解でした．

視覚の伝導路

では最後に，視覚の伝導路についても押さえておきましょう．

図18-3は，左眼もしくは右眼で捉えた情報が，どのように後頭葉にある視覚野へ伝わっているのかを示した図です．

まず1つ目のポイントは，左眼もしくは右眼で捉えられた像は，反転して

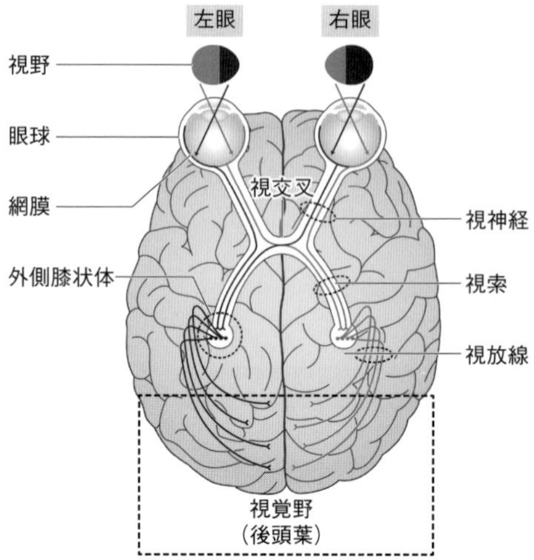

図18-3　視覚の伝導路

網膜に届く点です．そして，視交叉《しこうさ》と呼ばれる部位で半交叉《はんこうさ》という現象が起こります．図のピンク色の領域を見てください．ピンク色の領域は左眼もしくは右眼の左の視野を示しています．この左の視野の情報は先ほど説明したとおり，反転して網膜の右半の領域に入ります．その後，視神経となった後に視交叉で半交叉が起こり，右の視神経はそのまま後方に向かいますが左の視神経は反対に交叉し，そして視索《しさく》という部分になります．視索は，外側膝《がいそくしつ》状体《じょうたい》という部分を経て視放線《しほうせん》となり，後頭葉《こうとうよう》にある視覚野《しかくや》へと伝わっていきます．

少し複雑ですね．では，次は右の視野で見てみましょう．右の視野は黒色です．右の視野は先ほどと同様に，反転して網膜の左半に伝わります．その後，視神経になるのですが，左の視神経は交叉をせず，右の視神経だけ，つまり半分だけが交叉して視索になります．そして，外側膝状体を経て視放線となり，最終的には視覚野へと伝達されているのです．

以上のように，視覚系は機能・構造ともに少し複雑ですが，どうしても押さえておきたいポイントです．もしも難しければ，何回か動画を反復して視聴し，理解してくださいね．

平衡聴覚器（外耳・中耳）

第19講，平衡聴覚器です．平衡聴覚器は2部に分けて説明します．まずは外耳と中耳についてです．

耳の区分と外耳・中耳の構造

耳《みみ》の構造物をまず見てみましょう．耳は，外側から順番に外耳《がいじ》・中耳《ちゅうじ》・内《ない》耳《じ》の3部に分かれています（**図19-1**）．本講では，外耳と中耳について説明します．

まず外耳についてですが，外耳は耳介《じかい》と外耳道《がいじどう》から構成されています．耳介というのはいわゆる「耳」の部分ですね，耳たぶなどの領域を耳介といいます．耳を指で曲げても，指を離すとピンと戻りますね．非常に弾力性があります．つまり耳介は弾性軟骨《だんせいなんこつ》によって構成された部位となっています．そ

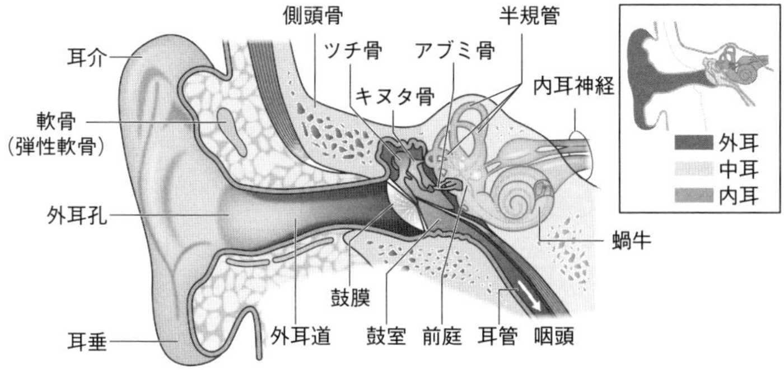

図19-1 耳の構造

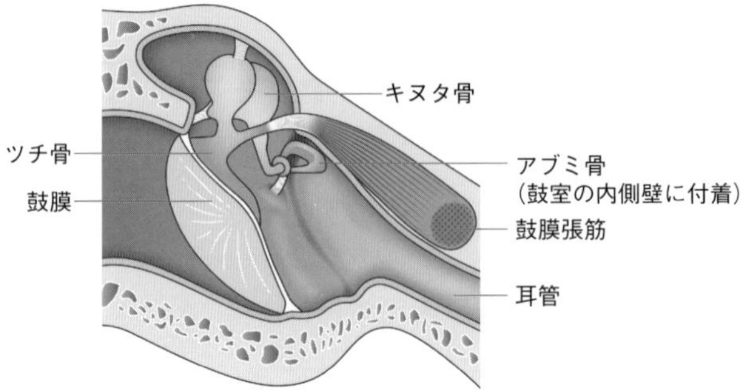

図19-2　中耳

して外耳道，いわゆる耳の穴ですね，この部分にはアポクリン汗腺《かんせん》(耳道《じどう》腺《せん》) というものが発達しています．このアポクリン汗腺から出た分泌物と剥《はく》離《り》した上皮細胞が混ざったものを，耳垢《じこう》といいます．耳垢とは，一般的に“耳あか”と呼んでいるものですね．耳あかは医学的には耳垢と呼ぶことを覚えておきましょう．

続いて中耳です(**図19-2**)．中耳は鼓膜からさらに奥の領域です．鼓膜の手前が外耳，鼓膜の奥が中耳ですね．中耳にある構造物には，ツチ骨，キヌタ骨，アブミ骨があり，この3つは耳小骨《じしょうこつ》と呼ばれています．そして鼓膜張《こまくちょう》筋《きん》という筋肉が耳小骨に付着しているのが見てとれますね．また耳管という構造物が右下にあります．

中耳の構造と機能

以上をふまえて中耳の構造物をひとつずつ見ていきましょう．

まずは鼓膜《こまく》です．鼓膜は外耳と中耳の間を隔《へだ》てる薄い膜です．内側面にはツチ骨条《こつじょう》という部位があり，耳小骨の最初の部分であるツチ骨が付着しています．

次に鼓室《こしつ》は側頭骨の中にある空洞で，耳管《じかん》によって咽頭鼻部の耳管咽頭口《じかんいんとうこう》とつながっています．咽頭鼻部というのは咽頭の奥の領域ですので，ここと中耳は連続性をもっている構造物であるというわけです．

そして耳小骨《じしょうこつ》，これは鼓室の中にある小さな骨です．この順番が大事なのですが，外側からツチ骨《こつ》・キヌタ骨《こつ》・アブミ骨《こつ》の順に並んでいます．そして外側の鼓膜から内耳の前庭窓《ぜんていそう》を，ツチ骨・キヌタ骨・アブミ骨の順番でつないでいるわけです．また，耳小骨には先ほど見ていただいた鼓膜張筋《こまくちょうきん》とアブミ骨筋《こつきん》という筋肉が付着しています．耳小骨は，基本的には鼓膜の振動を増幅させ，効率よく前庭窓へと伝える役割をもっています．一方，鼓膜張筋とアブミ骨筋は音の伝導を抑制する働きをもっています．繰り返しになりますが，耳小骨は音を増幅させるのに対して，鼓膜張筋・アブミ骨筋は音を抑制する働きをもっています．この両者によって音の量を調節しているのです．

では問題を見てみましょう．第102回（2012年度）の問題です．

第102回（2012年度）午前・第26問

問．中耳にあるのはどれか。

1．前庭
2．蝸牛
3．半規管
4．耳小骨

これは4番の「耳小骨」が正解ですね．中耳にはツチ骨・キヌタ骨・アブミ骨という3つの耳小骨が存在していました．残りの3つはすべて内耳の構造物です．

以上，本講ではまず外耳，そして中耳の説明をしました．これらを踏まえたうえで，内耳（第20講）の学習へと進めていきましょう．

平衡聴覚器（内耳）

内耳の位置と構造

第20講，平衡聴覚器（内耳）です．

耳《みみ》の構造を見てみましょう．耳は外側から順番に，外耳《がいじ》，中耳《ちゅうじ》，内耳《ないじ》に区分されています．内耳の位置を見てください（第19講**図19-1**参照）．骨の中にありますよね．どこの骨にあるかというと，頭蓋骨の側頭骨《そくとうこつ》です．この内部に納まっているのが内耳です．

では，内耳の構造を見てみましょう．**図20-1**左が，骨迷路《こつめいろ》という部分です．これは側頭骨の中にある空洞です．ここは少しポイントなのですが，側頭骨を真っ二つに割ると，**図20-1**左のような塊が出てくるわけではありません．側頭骨の中には骨迷路という空洞があり，その中に袋状の膜が入っています．この構造が，**図20-1**右の膜迷路《まくめいろ》です．膜迷路の中は内《ない》リンパという液体が満たされています．また，膜迷路の外，すなわち膜迷路と骨迷路の

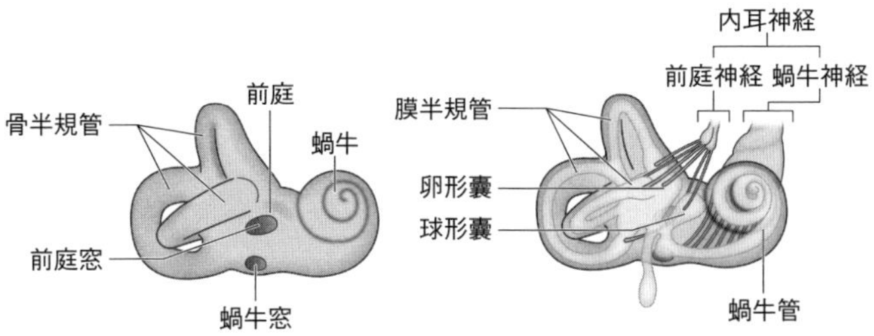

a. 骨迷路の外形　b. 骨迷路の中の膜迷路

図20-1　内耳（骨迷路と膜迷路）

間の部分は外《がい》リンパという液体によって満たされています.

内耳の機能と関連する構造物

次は内耳の機能を見てみましょう．内耳は，聴覚《ちょうかく》と平衡覚《へいこうかく》を担《にな》っています．

いいですか．耳の機能は聴覚だけではないのです．平衡覚にも関わっていることを忘れないでください．内耳の構造のうち，聴覚に関わっているのは蝸牛《かぎゅう》という部分です．内リンパの振動により，聴覚を感知しています．

平衡覚には，2カ所の部位が関わっています．まず1カ所目は前庭《ぜんてい》と呼ばれ，直線加速度《ちょくせんかそくど》を感知する部位です．そして2カ所目は半規管《はんきかん》で，回転加速《かいてんかそく》度《ど》（もしくは角加速度《かくかそくど》とも呼ばれます）を感知する部位です.

では1カ所ずつ説明していきます.

最初は蝸牛，**図20-1**の右側にある渦巻き状の部分です．蝸牛は，らせん状の管が2巻き半した形をしています．ちなみにこの「蝸牛」というのは，もともと「かたつむり」という意味です．ですから，ちょうどかたつむりのような形状をしていますね.

音波はこれから説明する順で伝導し，その過程で蝸牛管のラセン器《き》（コルチ器《き》）という部分によって感知されます．まずは，前庭窓《ぜんていそう》という部分から始まり，前庭階《ぜんていかい》，そして，蝸牛頂《かぎゅうちょう》，鼓室階《こしつかい》，蝸牛窓《かぎゅうそう》という順番で流れ，その過程でラセン器（コルチ器）が感知しています.

続いては前庭です．まず，前庭の位置を確認しましょう．前庭は，蝸牛と半規管のちょうど中央に位置しています．2つの耳石器《じせきき》から構成され，それぞれ直線加速度（頭部の傾き）の感知に関わっています．直線加速度には，縦方向と横方向の加速度があります．横方向（水平方向）の加速度を感知するのが，卵形嚢《らんけいのう》という部位です．そして，縦方向（垂直方向）の加速度は球《きゅう》形嚢《けいのう》という部分が感知しています．この2つの部位，どちらがどちらだったかなと迷う学生さんが非常に多いと思いますが，次のように覚えるといいと思います．縦方向に落としていいのは，卵でしょうか？ ボールでしょうか？ 卵は割れてしまうから駄目ですよね．ボールなら縦方向に落としてもいいわけですね．ですから，上下・垂直方向が球形嚢，反対に前後左右・水平方向が卵形嚢と覚えるとよいでしょう．

最後に半規管です．前庭から突き出た3本のC字状の管で，それぞれ外側《がいそく》半規管《はんきかん》・前半規管《ぜんはんきかん》・後半規管《こうはんきかん》と呼ばれています．半規管には平衡斑《へいこうはん》という感覚装置が存在し，こちらは頭部の回転加速度，つまり回転したときの加速度を感知しています．また，頭部の回転加速度は角加速度とも呼ばれています．言い方は両方とも大事ですので，覚えてください．

では，設問を見てみましょう．第105回（2015年度）の問題です．

第105回（2015年度）午後・第26問

問．耳の感覚器と刺激との組合せで正しいのはどれか。

1．蝸牛管―頭部の回転
2．球形嚢―頭部の傾き
3．半規管―鼓膜の振動
4．卵形嚢―骨の振動

とありますが，これは2番の「球形嚢―頭部の傾き」が正解です．頭部の傾きというのは，直線加速度を意味していましたね．ちなみに，1番の「蝸牛管」は鼓膜の振動を検知します．3番の「半規管」は回転加速度ですから，刺激が「頭部の回転」であれば正解でした．ちなみに4番の「卵形嚢」も頭部の傾き，つまり直線加速度であればOKでしたが，球形嚢が垂直方向，卵形嚢が水平方向と，違いがある点も忘れないでください．

第106回（2016年度）の問題です.

第106回（2016年度）午前・第27問

問．角加速度を感知するのはどれか。

1．耳管
2．前庭
3．耳小骨
4．半規管

とありますが，これは4番の「半規管」が正解です．ちなみに「回転加速度を感知するのはどれか」と問われても4番が正解となりますから，角加速度と回転加速度，両方の言い方を覚えてください.

平衡覚と前庭動眼反射

第98回（2008年度）の問題です.

第98回（2008年度）午前・第20問　必修

問．内耳とともに平衡覚に関与するのはどれか。

1．聴覚
2．嗅覚
3．視覚
4．味覚

とありますが，正解は3番の「視覚」です.

では，なぜ平衡覚と視覚が関連をもっているのでしょうか？ この関係性を少し実験を通じて学んでみたいと思います．前庭動眼反射《ぜんていどうがんはんしゃ》というものを体験してみましょう．

皆さんが今読んでいるこの冊子を使って，これから2種類の読み方を試してもらいます．

ではまず，冊子を揺《ゆ》らしながら読んでください．そうするとどうでしょう．あまり上手に読むことはできないと思います．

次に，頭部を揺らしながら冊子を読んでみましょう．そうすると，意外に読むことができますよね．

「どちらか一方が揺れている」という条件は変わりませんが，冊子ではなく頭部を揺らす読み方だと，なぜか文字を読むことができる．この現象には，前庭動眼反射が関わっています．先ほども説明しましたが，前庭は直線加速度を感知する部位でしたよね．頭部が直線的に傾いた際に前庭神経からその情報が動眼神経へと伝わり，視線がずれないように眼球を動かしてくれているのです．前庭神経と動眼神経の協調的な作用があるからこそ，歩行時に重心が上下左右に移動しても，まっすぐ一点を見定めることが可能となります．ということで，平衡覚に関与しているのは視覚となります．

内耳の構造と機能は少し複雑ですが，聴覚だけではなく平衡覚についてもしっかりと押さえながら覚えてください．

ホメオスタシス

ホメオスタシスとは

第21講，ホメオスタシスです．

ではまずこのホメオスタシスとは，どのような概念なのでしょうか．

生体恒常性《せいたいこうじょうせい》もしくは至適恒常性《してきこうじょうせい》とも訳される言葉で，生理学で最も重要な概念のひとつです．温度・湿度・光などによる外部環境《がいぶかんきょう》の変化に対し，細胞を取り巻く内部環境《ないぶかんきょう》を一定に保つ働き，これがホメオスタシスと呼ばれています．もともとは，homeo（類似の）とstasis（停滞）という2つの語を合わせた言葉だといわれています．

浸透圧とpHの調節機構

以上を踏まえて問題を見てみましょう．第106回（2016年度）の問題です．

第106回（2016年度）午後・第73問

問．ホメオスタシスに関与するのはどれか。2つ選べ。

1．味蕾
2．筋紡錘
3．痛覚受容器
4．浸透圧受容器
5．中枢化学受容体

正解は4番の「浸透圧受容器」と5番の「中枢化学受容体」です．

ちなみに，1番の「味蕾《みらい》」は味覚の受容器です．2番の「筋紡錘《きんぼうすい》」は筋の張力《ちょうりょく》受容器であり，張力とは筋肉が収縮して生み出す力のことです．3番の「痛覚受容器」は自由神経終末を示しています．

では，浸透圧受容器《しんとうあつじゅようき》とは，どのような部分にあって，どのような働きをするのでしょうか．

浸透圧受容器は主に視床下部《ししょうかぶ》に存在しています．その働きの1つ目として，脱水時に渇《かわ》きの感覚を起こします．2つ目は，その結果として水分摂取を行わせます．つまり視床下部は，飲水中枢《いんすいちゅうすう》でもあるわけです．そして3つ目，バゾプレッシン（抗利尿《こうりにょう》ホルモン）の分泌を促し，腎臓からの水分排泄を抑制します．こういった働きが浸透圧受容器の作用です．

続いて中枢化学受容体《ちゅうすうかがくじゅようたい》です．中枢化学受容体は，延髄《えんずい》の呼吸中枢《こきゅうちゅうすう》の近傍《きんぼう》にある受容体です．近傍というのは，すぐそばにあるという意味です．動脈血中の動脈血二酸化炭素分圧《どうみゃくけつにさんかたんそぶんあつ》（$PaCO_2$）の上昇に伴い，脳脊髄液のpH《ピーエイチ》が低下します．これは水素《すいそ》イオンが増加するためです．中枢化学受容体はpHの低下を感知し，呼吸中枢を刺激して呼吸の深さと回数を促進する働きをもっています．

ということでこの問題，ホメオスタシスに関与するのは4番の「浸透圧受容器」，そして5番の「中枢化学受容体」となるわけです．

正のフィードバックと負のフィードバック

第101回（2011年度）の問題です．

第101回（2011年度）午前・第29問

問．Aは B の分泌を刺激するホルモンであると仮定する。ネガティブ・フィードバック機構を表すのはどれか。

1．Bの増加によってAの分泌が増加する。
2．Bの増加によってAの分泌が減少する。
3．Bの減少によってAの分泌が減少する。
4．Bの変化はAの分泌に影響を及ぼさない。

これは，2番の「Bの増加によってAの分泌が減少する」が正解となります．

では，ネガティブ・フィードバックおよびフィードバックという言葉自体が，どのような意味を示しているのでしょうか．

最終的な分泌物やその作用が，調節中枢《ちょうせつちゅうすう》に影響を及ぼすことをフィードバックといいます．すなわちこの問題でいえば，最終的な分泌物はBで，調節中枢がAですね．つまりBがAにどのような影響を及ぼすかを考えなくてはいけないのです．

まず，フィードバックの作用が抑制的な場合を負《ふ》のフィードバック，もしくはネガティブ・フィードバックといいます．そして逆に働きが促進的である場合は，正《せい》のフィードバックと呼ばれています．

あらためて設問を見てみましょう．2番は「Bの増加によってAの分泌が減少する」わけですから，これは抑制的に働いているといえます．つまりこれは，ネガティブ・フィードバックとなるわけです．ちなみに1番の選択肢をあらためて見てみましょう．「Bの増加によってAの分泌が増加する」とあり，これは，正のフィードバックと捉えることができます．

サーカディアンリズムとメラトニン

第102回(2012年度)，こちらは必修問題です．

第102回(2012年度)午前・第13問　必修

問．サーカディアンリズムの周期はどれか。

1．約8時間
2．約12時間
3．約24時間
4．約48時間

これは，3番の「約24時間」が正解となります．

このサーカディアンリズムとあわせて，メラトニンについても学んでおきましょう．

メラトニンは，松果体《しょうかたい》から分泌されるホルモンです．松果体は第三脳室《だいさんのうしつ》の後壁に位置する器官です．メラトニンは，網膜《もうまく》に光刺激が入る昼間に分泌が抑制され，光が入らない夜間に分泌が促進されます．このメラトニンは，一日の明暗のリズムを調節するわけです．この明暗のサイクルをサーカディアンリズム，もしくは概日《がいじつ》リズムと呼びます．

我々は通常であれば朝起きて日中活動し，そして夜間になると睡眠へとつながっていくサイクルを繰り返していますが，昼夜逆転してしまう人もいますね．たとえば，夜中までスマートフォンなどを見て昼夜逆転してしまう人がいますが，スマートフォンを見るということは，夜間にも網膜に光刺激が入ってしまうわけです．そうすると，昼間と同様にメラトニンの分泌が抑制されてしまい，サーカディアンリズム(概日リズム)が乱れてしまうのです．

ということでもう一度，設問を見てみましょう．サーカディアンリズムの周期とは1日の明暗のサイクルでしたので，3番の「約24時間」が正解となります．

ホメオスタシスとは何か，それを踏まえたうえで，サーカディアンリズムなども学習して押さえていきましょう．

索　引

【著者略歴】
町《まち》 田《だ》 志《し》 樹《き》

了徳寺大学 健康科学部 医学教育センター．博士（医学）．2010年より順天堂大学大学院医学研究科 解剖学・生体構造科学講座で研究生として解剖学を学ぶ．2015年に同大学博士課程を修了（入学資格審査合格のため修士課程免除）し，博士（医学）を取得．現在は大学にて，看護師・理学療法士・柔道整復師の解剖学教育に従事している．現職者を対象とした教育講演・講習会実績は，全国で200回以上開催．

主な著書に「PT・OTビジュアルテキスト専門基礎 解剖学」（羊土社 2018），「町田志樹の聴いて覚える起始停止」（三輪書店 2019），「Stay's Anatomy 神経・循環器編」（羊土社 2020），「町田志樹の聴いて覚える解剖学 中枢・末梢神経編」（三輪書店 2020），「病態動画から学ぶ臨床整形外科的テスト～的確な検査法に基づく実践と応用」（ヒューマン・プレス 2021），「Stay's Anatomy 臓器編」（羊土社 2021），「Stay's Anatomy 運動器編」（羊土社 2021），「町田志樹の聴いて覚える解剖学 呼吸器・循環器＋心電図編」（三輪書店 2023），「動画×書籍で学ぶ解剖学・生理学 7日間で総復習できる本」（羊土社 2023）などがある．

看護学生のミカタ
町田先生の解剖生理学TV　神経編
スキマ時間で学ぶ21本の講義動画

ISBN978-4-263-23774-8

2023年8月10日　第1版第1刷発行

著　者　町　田　志　樹
発行者　白　石　泰　夫
発行所　**医歯薬出版株式会社**

〒113-8612　東京都文京区本駒込1-7-10
TEL.（03）5395-7618（編集）・7616（販売）
FAX.（03）5395-7609（編集）・8563（販売）
https://www.ishiyaku.co.jp/
郵便振替番号 00190-5-13816

乱丁，落丁の際はお取り替えいたします．
印刷・真興社／製本・愛千製本所